PROF. DR. MED. SYLVIA MECHSNER

IN DER SPRECHSTUNDE: ENDOMETRIOSE

ERKENNEN
VERSTEHEN
BEHANDELN

herbig

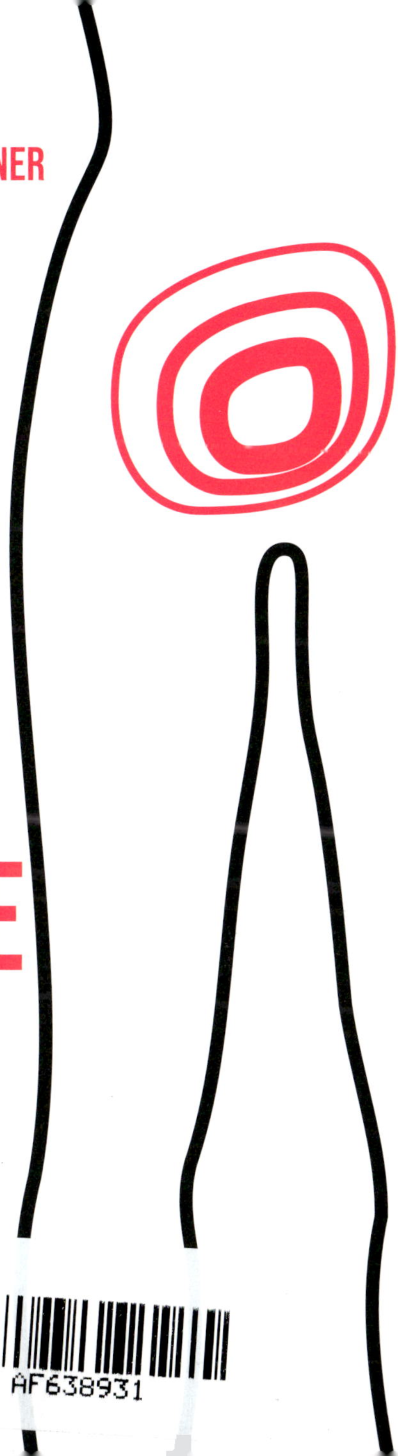

Bildnachweis
Mit 5 Illustrationen von Markus Weber/Guter Punkt GmbH & Co KG, München, *guter-punkt.de* (S. 10, 13, 89, 97, 109)
Mit 1 Illustration der Stiftung Endometriose-Forschung © Keckstein/SEF: Seite 15.
Alle übrigen Abbildungen sind aus dem Archiv der Autorin.

Die Autorin dankt MSc Johanna Netzl für ihre Mitarbeit.

Impressum

Umschlaggestaltung von Vanessa Frömmig nach einer Vorlage von Markus Haas

Unser gesamtes Programm finden Sie unter kosmos.de/herbig.

Gedruckt auf chlorfrei gebleichtem Papier

ISBN 978-3-96859-034-9
Projektleitung: Nicole Janke
Redaktion: Dr. Doris Kliem, Urbach
Gestaltungskonzept, Gestaltung und Satz: DOPPELPUNKT, Stuttgart
Produktion: Vanessa Frömmig
Druck und Bindung: Longo AG
Printed in Italy/ Imprimé en Italie

FSC www.fsc.org MIX Papier | Fördert gute Waldnutzung FSC® C023164

INHALT

VORWORT

Liebe Leserin – und lieber Leser!

Dieses Buch hat eine Erkrankung zum Thema, die lange Zeit nicht als solche wahrgenommen wurde und teilweise noch immer stark tabuisiert wird. Vielleicht leiden Sie selbst darunter oder kennen Menschen in Ihrem näheren Umfeld, die davon betroffen sind. Denn Endometriose und Adenomyose, die starke Schmerzen verursachen können, haben viele Facetten und sind nicht einfach zu verstehen. Umso wichtiger ist aber, dass wir darüber sprechen und diese Erkrankungen mehr in den Fokus der Öffentlichkeit bringen, sodass die Menschen, die von Menstruationsbeschwerden betroffen sind, endlich auch Hilfe erhalten. Dieses Thema darf nicht länger ein Tabuthema bleiben. Weltweit, in Europa und hier in Deutschland, gibt es viel zu viele Menschen, denen eingeredet wird, dass Menstruationsschmerz normal sei. »Da musst du durch – stell dich nicht so an – das haben alle!« Das Problem ist weitschichtig und kulturell geprägt. Die lange Diagnoseverzögerung und damit der späte Beginn einer Therapie sind nicht länger akzeptabel. Die Gesellschaft muss lernen, dieses Thema anzunehmen und zu integrieren. Ich hoffe, dass ich mit diesem Buch viele Fragen, die es rund um die Endometriose und die Adenomyose gibt, beantworten kann und somit einen Beitrag zur Aufklärung und zur besseren Versorgung leisten kann.

Ihre Prof. Dr. med. Sylvia Mechsner

ENDOMETRIOSE: GRUNDLAGEN

1

1 Was ist Endometriose?

Gebärmutterschleimhaut ist ein Drüsengewebe, bestehend aus Epithel- und Stromazellen. Kommt ein der Gebärmutterschleimhaut ähnliches Gewebe aber außerhalb der Gebärmutterhöhle vor und finden sich Immunzellen wie Makrophagen in diesem Gewebe, wird das als Endometriose bezeichnet. Dieses Endometriosegewebe wird Endometrioseherd oder -läsion genannt. Es kann nur anhand einer Gewebeprobe untersucht werden, die operativ entnommen werden muss. Diese Gewebeprobe wird dann fixiert und pathologisch als sogenannter Gewebeschnitt unter dem Mikroskop untersucht. Dazu wird der Gewebeschnitt gefärbt (H&E-Färbung), damit das Gewebe pathologisch untersucht und eingeordnet werden kann. Kommt die Gewebeprobe beispielsweise vom Bauchfell, gehören dort solche kleinen Drüsen (Epithel- und Stromazellen) ähnlich denen der Gebärmutterschleimhaut nicht hin und die Diagnose Endometriose ist bestätigt. Das Endometriosegewebe ist insgesamt sehr gut differenziert, hat also nichts mit bösartigem Wachstum zu tun. Es wächst aber auch nicht rein verdrängend, sondern kann in die tieferen Schichten angrenzender Organe einwachsen (tief infiltrierend). In über 80 % der Fälle sind die Herde aber einfach im Peritoneum lokalisiert (oberflächliche Herde). Das Peritoneum ist das Bauchfell, sozusagen die innere Hautschicht, die den Bauchraum und die darin liegenden Organe auskleidet.

2 Welche Theorien zur Entstehung der Endometriose gibt es?

Lange Zeit war die gängige Theorie zur Entstehung der Endometriose die »**Theorie der retrograden Menstruation**«, also der rückwärtsgerichteten Menstruation. Sie beschreibt, dass Blut während der Menstruation vom Uterus durch die Eileiter in den Bauchraum gelangt und dabei sozusagen Schleimhaut aus dem Uterus »mitnimmt«, die sich dann in der Bauchhöhle festsetzt. Die Tatsache, dass es sich bei Endometriose aber um alle Gewebe der Gebärmut-

Aufbau von Endometriosegewebe

Da in der einfachen H&E-Färbung nur die Zellkerne gefärbt werden, ist lange Zeit nicht aufgefallen, dass in Endometrioseherden im Bindegewebe um die Drüsen herum auch noch Muskelzellen liegen, denn in der H&E-Färbung sehen Muskelzellen und Bindegewebe gleich aus. Die Muskelzellen können nur mit speziellen Färbungen (sogenannten immunhistochemischen Färbungen) dargestellt werden. Dank dieser speziellen Färbungen wissen wir nun, dass bei Endometriose eigentlich nicht nur der Gebärmutterschleimhaut ähnliche Drüsen an anderer Stelle liegen, sondern dass diese zusätzlich auch von der Gebärmuttermuskulatur ähnlichen Zellen umgeben sind. Daher muss man korrekterweise sagen, dass es sich bei Endometriosegewebe um **gebärmutterähnliches Gewebe** handelt, quasi um **Miniatur-Uteri.** Leider gehört aber der Muskelnachweis bisher nicht zur histologischen Definition der Erkrankung und findet kaum Berücksichtigung.

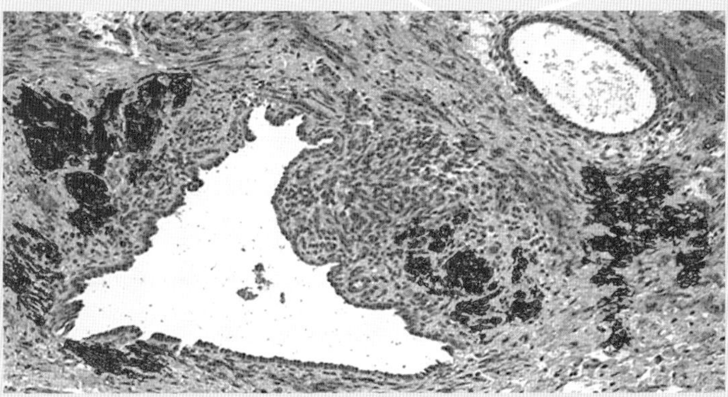

Histologischer Gewebeschnitt einer Endometrioseläsion mit Muskelzellen

ter handelt, zeigt, dass die Annahme der rückwärtsgerichteten Menstruation nicht stimmen kann. Es ist zwar denkbar, dass solch abgeschilferte Gebärmutterschleimhaut anwächst, aber eigentlich auch wieder nicht, denn sie ist ja abgestoßen und damit auch nicht mehr vital. Trotzdem hat sich diese Annahme lange gehalten (Sampson-Theorie von 1921), weil die Endometrioseherde sich tatsächlich im Flussgebiet der retrograden Menstruation ansiedeln, also auf dem Bauchfell und im kleinen Becken. Zudem kann eine retrograde Menstruation bei über 90 % aller Menstruierenden beobachtet werden. Aber: Solch abgeschilferte Schleimhautzellen können keine Muskelzellen bilden. Daher ist dies ein wichtiger Hinweis, dass die Ursprungszelle, aus der das neue Gewebe hervorgeht, nicht abgestoßene Schleimhaut als Grundlage haben kann.

Die **Metaplasietheorie** (die der Pathologe Robert Meyer 1921 postulierte) kommt dem an sich schon näher: Er nahm an, dass es bei Endometriose zu einer Reaktivierung von Resten der Strukturen kommt, die während der embryonalen Entwicklung für die Ausbildung von Uterus und Eileitern verantwortlich sind, den sogenannten Müllerschen Gängen. Er nahm also an, dass das ektope (außerhalb der Gebärmutter liegende) Endometriosegewebe grundsätzlich aus solchen Zellen entsteht, die das Potenzial haben, alle Gewebe der Gebärmutter zu bilden, also Gebärmutterschleimhaut und -muskulatur. Er hatte im Übrigen auch schon damals die Muskelzellen beschrieben, was dann aber in Vergessenheit geraten ist. Für einige Formen der Endometriose passt diese Erklärung recht gut, beispielsweise für Endometriose, die sich außerhalb des Bauchraums im sogenannten retroperitonealen (= hinter dem Bauchfell gelegenen) Raum oder im Nabel entwickelt. Denn Reste (Residuen) der Müllerschen Gänge sind im Retroperitoneum zurückgeblieben und können sich theoretisch reaktivieren. Aber die im Bauchraum verteilte Endometriose lässt sich mit dieser Theorie nicht erklären.

3 Wie stellt man sich heute die Entstehung der Endometriose vor?

Es gibt noch relativ neu die Überlegung, dass die Gebärmutter selbst dabei eine Rolle spielt. Die Gebärmutter ist ein Muskel und hat daher verschiedene Aufgaben, die mit Bewegungsabläufen der Uterusmuskulatur, dem Myometrium, zu tun haben. Ähnlich wie Magen und Darm macht die Gebärmutter peristaltische Bewegungen (rhythmisches Zusammenziehen, um Inhalt weiterzutransportieren), die man nicht bewusst bemerkt. Zum Zeitpunkt der Regelblutung gehen die Bewegungen eher zum Ausgang hin, damit das Blut abfließen kann. Menschen mit sehr starken Regelschmerzen haben oft auch sehr starke Muskelkrämpfe in der Gebärmutter. Es wird angenommen, dass diese Krämpfe manchmal zu stark sind, sodass es zur Mikrotraumatisierung zwischen den Schichten der Gebärmuttermuskulatur und der Gebärmutterschleimhaut kommt. Das sind keine sichtbaren Verletzungen, sie sind eher vergleichbar mit Mikrohaarrissen bei Minierdbeben. Trotzdem führen sie mit der Zeit zu einer Aktivierung von Wundheilungsprozessen. Zwischen den Drüsenzellen sitzen Stammzellen; diese gehören dort hin und sitzen in ihrer Nische. Im Rahmen solcher Wundheilungsprozesse werden diese Stammzellen aktiviert und können dann, wenn sie ihre Nische verlassen, meist zunächst in die Tiefe der Muskelschicht abwandern und dort neue Gebärmutterinselchen, die sogenannte Adenomyose, bilden. Oder aber sie können durch die Eileiter in den Bauchraum gelangen und dann die äußeren Gebärmutterinselchen, die Endometriose, bilden. Diese Theorie entspricht dem **Tissue-Injury-and-Repair-Konzept** von Prof. Leyendecker, ergänzt durch das **Stammzellkonzept**.

Trotz aller Forschungsbemühungen ist der Beginn der Endometriose weiter unklar. Im Jahr 2015 wurde erstmals eine fetale Endometriose (in der 35. Schwangerschaftswoche) mitgeteilt, also eine Endometriose bei einem ungeborenen Kind. Pathophysiologisch ist eine fetale retrograde Blutung dafür verantwortlich gemacht worden. Auch vor der Menarche ist eine Endometriose möglich, wie die Diagnose bei einem neunjährigen Mädchen ergab. Daher scheinen auch andere Entstehungswege der Endometriose nicht ausgeschlossen zu sein, aber mit Sicherheit nicht die breite Masse zu betreffen.

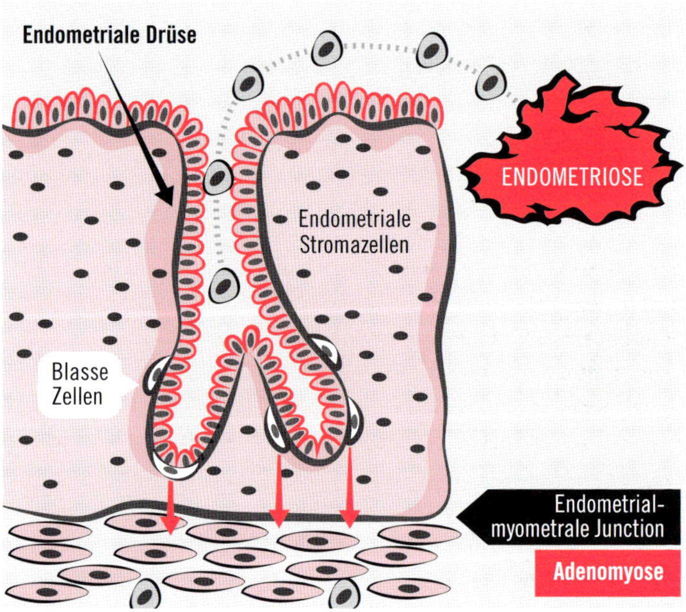

Stammzellentheorie zur Entstehung von Endometriose und Adenomyose

4 Sind Endometriose und Adenomyose dasselbe?

An sich schon, was die Gewebeart angeht. Aber als Adenomyose wird das Vorkommen der Läsionen in der Gebärmuttermuskelwand bezeichnet und als Endometriose das Vorkommen der Läsionen außerhalb der Gebärmutter.

5 Warum baut der Körper die fehlangesiedelten Zellen nicht einfach wieder ab?

Das ist eine gute Frage! Leider gehört das Gewebe ja grundsätzlich schon zum Körper und befindet sich eben »nur« an der falschen Stelle. Daher scheint der Körper eine gewisse Toleranz für die Endometriosezellen zu haben. Vollständig wird das Gewebe aber auch nicht akzeptiert, denn es verursacht dort, wo es sich angesiedelt hat, eine **Entzündungsreaktion.**

6 Welche Folgen hat diese Entzündungsreaktion der Endometrioseherde?

Da es sich bei Endometriose um der Gebärmutterschleimhaut ähnliches Gewebe handelt, unterliegt dieses Gewebe wie die Gebärmutter den hormonellen Einflüssen im Körper. Es kommt unter Östrogeneinfluss zu ähnlichen Veränderungen, wie sie auch die Gebärmutterschleimhaut mitmacht, und dann zum Zeitpunkt der Menstruation ebenfalls zur Freisetzung von Botenstoffen. Das erklärt, dass Endometrioseschmerzen vor allem im Zusammenhang mit der Regelblutung auftreten. Diese Botenstoffe locken auch Entzündungszellen an, die aber ihre Aufgabe nicht erfüllen, wie sie sollten. Ob aus Respekt vor dem körpereigenen Gewebe oder weil sie primär in ihrer Funktion gestört sind – das weiß man nicht. Makrophagen (Fresszellen) sind zwar vorhanden, aber sie verwandeln sich in Makrophagen, die tolerant sind und das Endometriosegewebe in Ruhe lassen. Auch natürliche Killerzellen werden nicht richtig aktiviert. Verschiedene **Fehlleistungen des Immunsystems** lassen es zwar reagieren, aber eben nicht richtig, sodass nun der große Faktor der chronisch-entzündlichen Reaktion dazukommt. Das kann zusätzlich Schmerzen verursachen. Demzufolge kann im Labor auch eine Reihe von Entzündungsfaktoren nachgewiesen werden, vor allem in der Bauchfellflüssigkeit, der Flüssigkeit, die im Bauchraum zwischen den Organen vorkommt.

7 Wäre die chronische Entzündung ein sinnvoller Ansatzpunkt für die Therapie?

Es gab schon diverse Versuche, diese Entzündungskaskade zu stoppen, aber der richtige Ansatzpunkt dafür konnte noch nicht gefunden werden. Denn es handelt sich bei der Endometriose nicht wirklich um eine Autoimmunerkrankung, also aggressives Verhalten von Immunzellen gegen körpereigene Zellen mit der Ausbildung von Autoantikörpern, wie beispielsweise bei Rheuma. Bei einer Autoimmunerkrankung kann die überschießende Immunreaktion z. B. mit Cortison oder Immunmodulatoren gedämpft werden. Dadurch kann dann die Reaktion gegen das eigene Gewebe unterdrückt werden. Dieses Vorgehen war bei Endometriose aber leider bisher nicht wirksam, sodass die Entzündungsprozesse hier also andere zu sein scheinen. Das Immunsystem ist sehr, sehr komplex und es gibt sehr viele verschiedene Ebenen der Aktivierung der zellulären Abwehr, die spezifisch (T-Zellen) oder auch allgemein (Makrophagen und natürliche Killerzellen) ist, und daneben die humorale Abwehr, die durch Antikörper vermittelt wird. Man kann bei den unterschiedlichen chronisch-entzündlichen Erkrankungen zwar viele Parallelen finden, auch zwischen Rheuma und Endometriose oder *Colitis ulcerosa* und Endometriose. Aber sie unterscheiden sich doch sehr in der Art der Entzündungsreaktion und daher auch in der geeigneten Therapie. Dennoch schadet mehr Forschung in diesem Bereich nicht, denn mit antientzündlicher Ernährung beispielsweise lässt sich viel bewirken (dazu aber später mehr). Zum aktuellen Zeitpunkt gibt es leider keine Therapie in Bezug auf Endometriose und das Immunsystem, die es bis zur Prüfung und zum Nachweis des Nutzens gebracht hat. Grundsätzlich ist aber das Immunsystem bei Menschen mit Endometriose unauffällig, d. h., es gibt weder eine erhöhte Infektneigung noch eine auffällige Verbindung zu anderen Immunstörungen oder Autoimmunerkrankungen.

8 Wo im Körper kommt die Endometriose vor?

Es gibt unterschiedliche Einteilungen der verschiedenen Endometrioseformen nach dem Ort oder der Art ihres Auftretens. Es können Herde nach ihrem Wachstumsmuster unterschieden werden: Manche wachsen oberflächlich (oberflächliche Endometriose), andere wachsen tiefer in das Gewebe ein (mehr als 5 mm; tief infiltrierende Endometriose) oder es entstehen Zysten (mit Flüssigkeit gefüllte Hohlräume) in den Eierstöcken, den Ovarien (sogenannte Schokoladenzysten, besser aber Endometriome genannt). In Deutschland etabliert sind außerdem die lateinischen Begriffe *Endometriosis genitalis externa* (also Herde auf den äußeren Schichten der inneren Genitalorgane bzw. dem Bauchfell im kleinen Becken) oder *Endometriosis genitalis interna* (Herde in den inneren Schichten der Genitalorgane wie Adenomyose) oder *Endometriosis extragenitalis* (Ansiedlung von Herden, die gar nicht im kleinen Becken an den Genitalorganen lokalisiert sind, sondern weiter entfernt, beispielsweise am Zwerchfell, am Nabel, an der Leiste oder auch an Darm bzw. Blase).

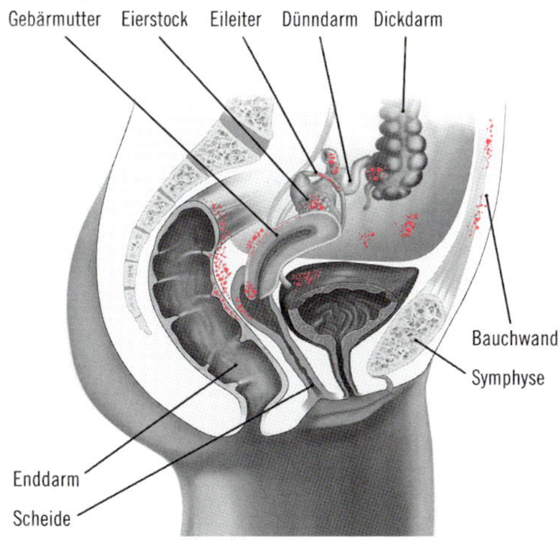

Übersicht möglicher Endometrioseherde im Bauchraum

9 Gibt es eine Stadieneinteilung der Endometriose?

Zum besseren Verständnis der Endometriose wurde immer wieder versucht, die Erkrankung zusätzlich zur oben beschriebenen Klassifikation nach der Lokalisation der Herde auch in Stadien einzuteilen. Über viele Jahre wurde die überarbeitete Einteilung der American Society for reproductive Medicine benutzt: das **rASRM-System.** Das rASRM-Klassifikationssystem beschreibt das Vorkommen von Läsionen auf dem Bauchfell, Zysten und Verklebungen und vergibt Punkte je nach Ausprägung. Stadium I und II beschreiben Bauchfellherde und/oder kleine Zysten, bei Stadium III und IV liegen größere Zysten und ausgedehnte Verklebungen vor. Das System hat die große Schwäche, dass es Läsionen in den Muskelschichten der Gebärmutter (Adenomyose) gar nicht berücksichtigt, auch keine tief infiltrierenden Herde erfasst und somit überhaupt nicht die klinische Situation widerspiegelt beziehungsweise nur einen Teil davon. Meiner Meinung nach ist das auch Mitursache dafür, dass das Wissen um die Endometriose/Adenomyose so beschränkt ist. Denn diese Einteilung ist viele Jahre weltweit angewandt worden, viele operative Studien haben sich darauf gestützt und somit zu einer Fehleinschätzung der Situation geführt. Vor allem die Häufigkeit der Adenomyose wurde deshalb sehr stark unterschätzt. Aber gerade auch die schweren Formen der Endometriose, die tief infiltrierenden Herde, sind damit nicht erfasst worden.

Daher war die Entwicklung des **ENZIAN-Scores** sehr wichtig. Bei diesem Score werden wie bei einer Tumorklassifikation nun vor allem die tief infiltrierenden Herde der Scheide (A-Kompartiment), der Sakrouterinligamente (B-Kompartiment) und des Darmes (C-Kompartiment) berücksichtigt. Aber auch Blase (FB), Adenomyose (FA) und andere Darmlokalisationen (FI) beziehungsweise ganz woanders liegende Herde wie am Zwerchfell (FO) können kodiert werden. Daraus ergibt sich dann schon ein ganz anderes klinisches Bild. So wurden über mehrere Jahre beide Systeme zur

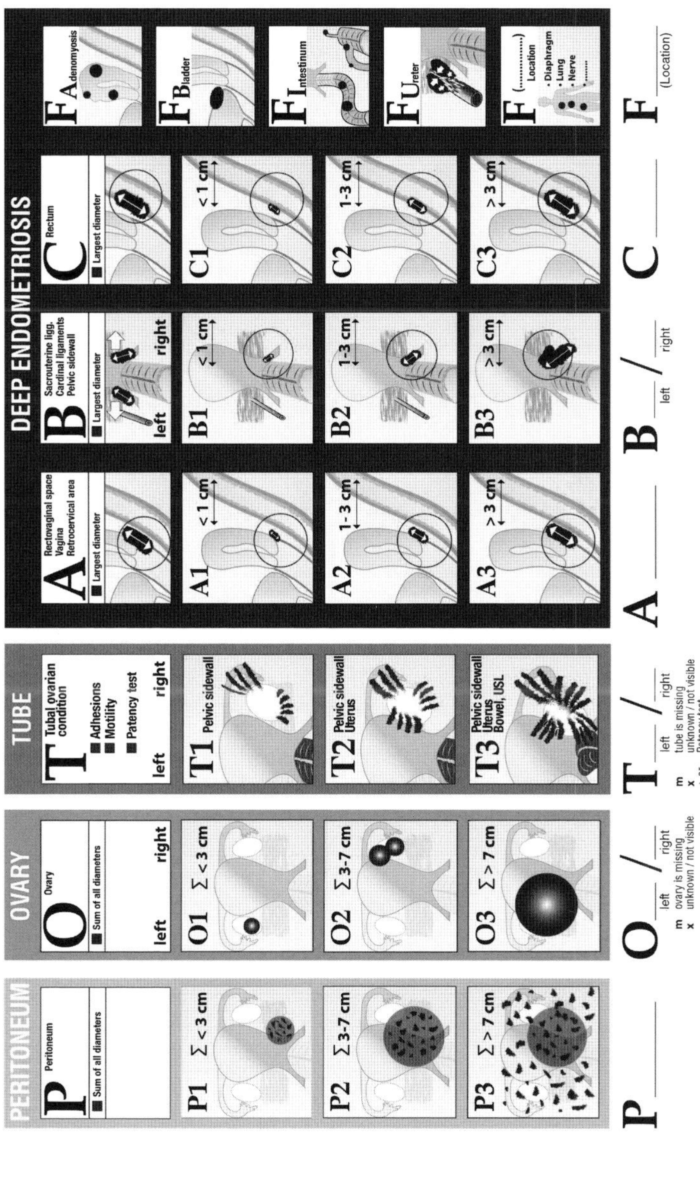

Der #ENZIAN-Score

#ENZIAN-Score

Dieser Score berücksichtigt nun alle Formen der Endometriose. Auf den ersten Blick stellt er eine scheinbar komplizierte Einteilung dar. Tatsächlich gewinnt man aber als Ärztin oder Arzt sofort einen guten Eindruck, was genau an Endometriose vermutet wird oder intraoperativ gesehen wurde. Es werden nun zusätzlich Bauchfellherde mit »P«, Endometriome mit »O« und Verklebungen mit »T« beschrieben, die dann je nach Ausmaß auch noch einen bis drei Grade erhalten.

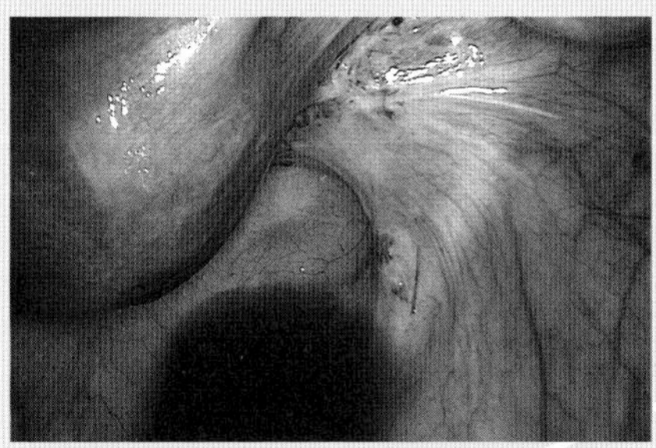

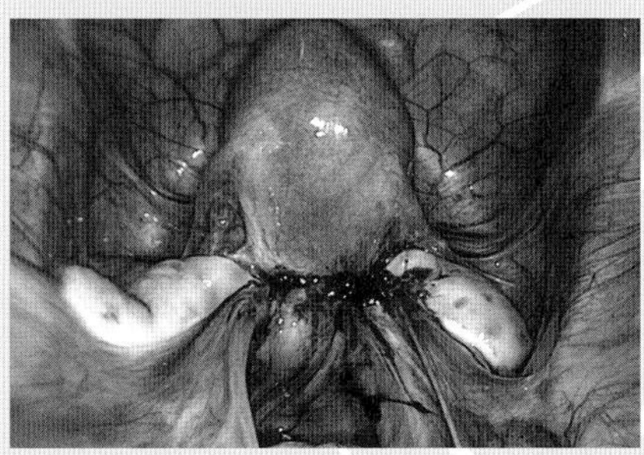

Operationsbilder einer Patientin mit #ENZIAN 5; oben: #ENZIAN P2, B1, FA; unten: #ENZIAN T3/3, B3/3, C3, FA

genaueren Klassifikation angewandt, rASRM und ENZIAN. Die Anwendung beider Systeme ist aber aufwendig und wird auch nicht einheitlich durchgeführt. Daher wurde aktuell der #ENZIAN-Score erarbeitet.

10 Wann merke ich zum ersten Mal etwas von der Erkrankung?

Endometriose ist eine östrogenabhängige Erkrankung, die während der fruchtbaren Lebensphase aktiv ist. Das heißt, viele Menschen mit der späteren Diagnose einer Endometriose haben schon recht bald nach dem ersten Einsetzen der Regelblutung zunehmend Schmerzen, vor allem Regelschmerzen. Die Entwicklung einer Endometriose dauert Jahre. Sie ist ein schleichender Prozess, der anfangs »nur« Schmerzen verursacht, ohne gleich handfeste Veränderungen der Organe zu bewirken, und das ist das große Problem: Denn aus diesem Grund dauert es bis zur Diagnose oft Jahre (im europäischen Mittel zehn Jahre).

11 Wie häufig sind Regelschmerzen?

Viel häufiger als angenommen! Eine aktuelle Umfrage aus Australien hat etwa 4000 junge Frauen und Jugendliche zum Thema Menstruationsschmerzen befragt und über 80 % gaben Menstruationsschmerzen an, die sie in ihrem täglichen Leben einschränken. Sie gaben Konzentrationsstörungen aufgrund der Schmerzen an und etwa 50 % sogar Beschwerden außerhalb der Menstruation. Und genau da liegt das Problem: Weil Regelschmerzen so häufig sind, akzeptiert die Gesellschaft solche Schmerzen als »normal« und ignoriert sie. Oft bekommen die Betroffenen zu hören, dass sie sich »nicht so anstellen« oder eben eine Schmerztablette nehmen sollen. Leider verstehen auch viele Gynäkologinnen und Gynäkologen nicht, dass die Betroffenen wirklich unter den Schmerzen leiden. Sie tun die Beschwerden mit »Da ist aber nichts!« ab und lassen die Betroffenen mit dem Problem allein. Auch wenn tatsächlich bei der Untersuchung zu diesem Zeitpunkt noch nichts zu »sehen« ist, spielen sich doch schon biochemische Prozesse ab, die zur Freisetzung von Schmerzbotenstoffen führen. Mein Anliegen ist, dass die Betroffenen trotzdem von ihrer Ärztin oder ihrem Arzt bei ihrem Problem begleitet werden und Vorschläge zum Umgang mit Menstruationsschmerzen beziehungsweise zur Therapie besprochen werden, egal ob Gewebeveränderungen zu sehen sind oder nicht. Darauf kommt es überhaupt nicht an, eine Begleitung von starken Menstruationsschmerzen ist in jedem Fall erforderlich. Dafür bräuchten wir bessere Aufklärungsarbeit vor allem an den Schulen, damit zumindest alle Menschen, die zur Schule gehen, Zugang zu diesen Informationen bekommen.

12 Was ist pathologischer Regelschmerz?

Um das zu bestimmen, ist es ganz wichtig zu unterscheiden, was noch »akzeptabler« Regelschmerz ist und was nicht. Dabei ist die Tabelle auf S. 19 hilfreich. Die Betroffenen sollen ihre Schmerzstärke auf der Visuellen Analogskala (VAS) eintragen. Dabei ist »zehn« der am schlimmsten vorstellbare Schmerz, ab »drei« möchte man eine Schmerztablette nehmen. Oft werden dann bei pathologischem Regelschmerz Schmerzstärken von über »sechs« angegeben. Fragen zu Schul- oder Arbeitsfähigkeit und/oder Bettlägerigkeit sind hilfreich, um das allgemeine Befinden miteinzuschätzen. Stärkste Menstruationsschmerzen lassen sich ohne Schmerzmedikamente kaum aushalten. Daher sollte erfragt werden, ob, welche und wie viel Medikamente genommen werden und ob sie helfen. Ein Schmerzwert von »sieben«, der sich aber mit Buscopan-Tabletten gut behandeln lässt, ist nicht als pathologisch einzustufen. Anders ist es, wenn 600 mg Ibuprofen und mehr eingenommen werden müssen und dann immer noch keine Schmerzfreiheit besteht. Auch vegetative Begleitreaktionen wie Übelkeit, Erbre-

Menstruationsschmerz – noch normal oder schon pathologisch?

Menstruationsschmerz	**normal**	**pathologisch**
Schmerzstärke	VAS < 5	VAS > 6
Schul- bzw. Arbeitsunfähigkeit	nein	ja
Schmerzmedikamente erforderlich	nein	ja
Besserung der Schmerzen mit Schmerzmittel	ja mit 400 mg Ibuprofen und/oder Buscopan Verringerung der Schmerzen auf VAS 0 bis 2	• Schmerzmittel wirkt oft nicht oder unzureichend • die Betroffenen brauchen 800 mg Ibuprofen oder mehr • trotzdem nur Verringerung der Schmerzen auf VAS 3 bis 4 • der Schmerz ist therapieresistent
begleitende vegetative Reaktionen:	nein	ja
– Übelkeit		sehr oft
– Erbrechen		oft
– Kollapsneigung		oft
– zyklischer Durchfall		sehr oft
schmerzhafte Abbruchblutung unter Einnahme der »Pille«	nein	ja
zyklische Unterbauchschmerzen vor der Blutung	nein	ja, oft bis zu 5 bzw. 7 Tage

chen, Kollapsneigung und/oder zyklischer Durchfall spiegeln starke Schmerzen wider. Oft beginnen die Schmerzen bereits Tage vor dem Einsetzen der Blutung, nicht so stark, aber einschränkend. Typisch ist zudem, dass trotz Pilleneinnahme weiter Schmerzen bei der Abbruchblutung bestehen können, die oft zwar nicht ganz so intensiv wie ohne Pille sind, aber immer noch eine Schmerzmitteleinnahme notwendig machen. Das ist ein deutlicher Hinweis auf pathologische Menstruationsschmerzen.

13 Sollte pathologischer Regelschmerz behandelt werden?

Grundsätzlich sollten Menschen während der Menstruation nicht leiden müssen. Das ist nicht mehr zeitgemäß und diskriminierend, nur weil die Gesellschaft es nicht besser weiß. Es ist also wichtig, egal ob es sich um »noch normale« Schmerzen oder um »pathologische« Schmerzen handelt, möglichst frühzeitig zu behandeln. Denn eine neue Studie konnte zeigen, dass, wenn bereits in jungen Jahren Regelschmerzen vorlagen, im weiteren Verlauf des Lebens viel häufiger Beckenschmerz, aber auch andere Schmerzerkrankungen entwickelt wurden. Das liegt sehr wahrscheinlich an der noch nicht abgeschlossenen Gehirnentwicklung, in deren Zeit der Beginn der Regelschmerzen fällt. Diese wiederkehrenden Schmerzen scheinen sich nachhaltig auf das Schmerzgedächtnis (siehe Frage 43) auswirken zu können. Daher müssen junge Menschen mit Regelschmerz begleitet statt ignoriert werden. Dabei sollte von Anfang an ein multimodaler Therapieansatz verfolgt werden. Das bedeutet, dass für alle Betroffenen ein ganz individueller Werkzeugkasten mit verschiedenen Techniken und Therapien gepackt wird. Es wird mit dem Erlernen und Anwenden von Entspannungstechniken begonnen, weiter werden Atemübungen, Akupressur, Akupunktur und Menstruationstees ausprobiert. Sollte dies nicht ausreichend sein, wird auch Buscopan gegeben. Buscopan ist krampflösend, hat kaum Nebenwirkungen und darf daher in ausreichender Menge eingenommen werden. Auch Magnesium ist krampflösend und daher hilfreich. Pflanzliche Präparate wie Mönchspfeffer können ebenfalls versucht werden. Eine antientzündliche Ernährung und antientzündliche Substanzen (siehe Fragen 37 und 38) machen ebenfalls Sinn. Und wenn die Schmerzen so immer noch nicht erträglich sind, sollten die Betroffenen Ibuprofen oder Naproxen in der am geringsten wirksamen Dosierung nehmen, dabei aber regelmäßig. Sollte auch bei dreimal täglich 400 mg Ibuprofen keine Schmerzzufriedenheit erreicht werden, müssen die Betroffenen ärztlich begleitet werden. Aus meiner Sicht ist eine frühzeitige Einleitung von Therapien und Begleitung von Menstruationsschmerzen sehr, sehr wichtig und muss neu in unserer Gesellschaft verankert werden. Es braucht mehr Informationen zu diesem Thema an Schulen und eine bessere Schulung von Kinderärztinnen und -ärzten sowie Gynäkologinnen und Gynäkologen. Das bedeutet aber auch, dass diese Leistung im Sinne einer Früherkennung als Gesundheitsleistung mit den Krankenkassen abrechenbar sein muss, und das ist derzeit leider nicht gegeben.

14 Was tun, wenn multimodale Maßnahmen nicht helfen?

Wenn die Betroffenen trotz multimodaler Maßnahmen weiter starke Regelschmerzen haben und die oben genannten Maßnahmen bereits beim jungen Menschen nicht greifen, ist die logische Konsequenz, dafür zu sorgen, dass gar keine Blutungen mehr auftreten. Dazu kommt es aber nur während der Schwangerschaft. Dieses Prinzip macht man sich zunutze, indem man die Gebärmutter mit einer Pseudoschwangerschaft überlistet, die mithilfe von hormonellen Präparaten eingeleitet wird. Dazu können junge Menschen unter achtzehn die normale kombinierte Pille (COC) nehmen. Bei dieser kommt es normalerweise zu einer Blutung während der Einnahmepause. Da aber das Ziel ist, gar nicht mehr zu bluten, verzichtet man auf die Einnahmepause und nimmt die 21 Tabletten der

Blisterpackung hintereinander weg ein. So bleibt die Abbruchblutung aus. Sollte es zu Zwischenblutungen kommen, kann dann einfach zu dem Zeitpunkt eine Einnahmepause gemacht werden und damit eine Abbruchblutung erfolgen. Zwischenblutungen sind als solche nicht gefährlich, gehen aber meistens auch mit Schmerzen einher, daher sollten wir auch ihnen entgegenwirken. Eine regelmäßige Ultraschalluntersuchung mit Augenmerk auf eine mögliche Adenomyose/Endometriose sollte in diesem Fall jährlich erfolgen. Bei weiter bestehenden Schmerzen ist eine weitergehende Abklärung erforderlich.

15 Gibt es bekannte Risikofaktoren für die Entwicklung einer Adenomyose/Endometriose?

Kennt man diese Risikofaktoren, kann man der Entwicklung einer Adenomyose und/oder Endometriose entgegenwirken und ein chronisches Schmerzsyndrom verhindern! Verschiedene Risikofaktoren begünstigen die Entwicklung von Adenomyose und Endometriose. Zum einen gibt es eine genetische Veranlagung, starke Muskelkrämpfe der Gebärmutter zu haben. Das ist grundsätzlich auch nicht schlecht, denn eine gut funktionierende Gebärmutter ist essenziell für die Fortpflanzung. Läuft die Gebärmutter aber »leer«, d. h., menstruiert sie jeden Monat und wird gar nicht für die Fortpflanzung genutzt, dann können starke Muskelkrämpfe zur Selbsttraumatisierung führen, wie in Frage 3 erläutert. Das erklärt, warum die Anzahl der Menstruationsblutungen eine große Rolle bei der Entwicklung dieser Erkrankung spielt. Je stärker Menstruationsschmerzen sind, je mehr Menstruationsblutungen stattfinden und je eher Zeichen der Adenomyose vorliegen, desto größer ist das Risiko, eine Endometriose zu entwickeln. Weitere Faktoren sind epigenetische Faktoren, wie beispielsweise Umweltgifte, die von außen aufgenommen werden und die Gene und somit die Aktivität der Zellen und auch des Immunsystems beeinflussen können.

Menstruationsblutung früher und heute

Noch 1919 fanden nur etwa 40 Menstruationen im Leben statt. Denn während Schwangerschaften und Stillzeiten ruht der Zyklus und die Gebärmutterschleimhaut ist inaktiv. Heutzutage menstruieren Menschen dank der Geburtenkontrolle und der besseren Versorgung bis zu 400-mal. Dass das von der Natur so nicht vorgesehen ist, kann man sich vorstellen. Die Umsetzung der Familienplanung fand in der 1970er-Jahren noch um das 20. Lebensjahr herum statt; das hat sich ebenfalls deutlich nach hinten verschoben. Heutzutage möchten viele Menschen ihre Familienplanung erst viel später und nach abgeschlossener Berufsausbildung, meist um das 30. Lebensjahr, umsetzen. Zu dem Zeitpunkt hat die Gebärmutter dann aber bereits 200 Menstruationsblutungen hinter sich.

16 Gibt es noch andere Symptome als Regelschmerzen bei Endometriose/Adenomyose?

Neben den bereits genannten **starken Regelschmerzen** leiden viele Menstruierende auch unter **zyklischen Unterbauchschmerzen.** »Zyklisch« beschreibt dabei zu einer bestimmten Zeit im Zyklus auftretende Schmerzen, meist einige Tage vor der anstehenden Blutung. Diese zyklischen Unterbauchschmerzen können aber auch parallel oder danach auftreten. Manche spüren beispielsweise den Eisprung als Mittelschmerz. Das ist ein typischer zyklischer Schmerz, der nicht zwangsläufig mit Endometriose in Verbindung steht, aber dennoch häufig vorkommt. Im Verlauf der Erkrankung kann der Unterbauchschmerz aber auch sein typisches »zyklisches Muster« verlieren und oft treten dann zusätzlich **unregelmäßige Schmerzen** auf. Unter einer Pilleneinnahme (da besteht kein Zyklus) sind die Unterbauchschmerzen dann auch eher unregelmäßig. Die Unterbauchschmerzen sind nicht zu unterschätzen: Nicht selten legen sich Schmerzgeplagte heiße Wärmflaschen auf den

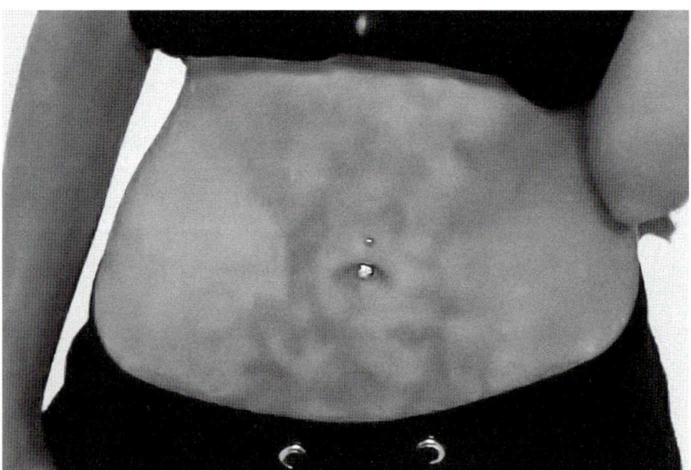

Bauch mit Verbrennungen

Bauch, um die Schmerzen zu dämpfen. Manchmal wird dann die Hitze nicht gespürt, weil der Unterbauchschmerz stärker als der Hitzeschmerz ist, und es kommt zu Verbrennungen. Des Weiteren sind **zyklische,** also während der Blutung bestehende Schmerzen beim **Wasserlassen** oder **Stuhlgang** typisch. Schmerzen beim **Geschlechtsverkehr** (meist in der Tiefe und stellungsabhängig) gehören leider auch dazu.

Endometriose als »Chamäleon« unter den gynäkologischen Erkrankungen

Leider leiden viele Betroffene unter weiteren, eher **unspezifischen Beschwerden**:

- unspezifische Schmerzen beim Wasserlassen (ziehende Schmerzen bei der Blasenentleerung oder das Gefühl, diese nicht leer zu bekommen)
- vielfältige Probleme mit dem Darm, z. B. zyklischer Blähbauch **(Endobelly)**
- Nahrungsmittelunverträglichkeiten
- Reizdarmsymptome (Durchfall/Verstopfung)
- starke Blutungen
- zyklische Übelkeit
- Erbrechen
- Kreislaufprobleme
- Kopfschmerzen
- Schmerzausstrahlung in Rücken oder Beine
- Erschöpfung
- Müdigkeit

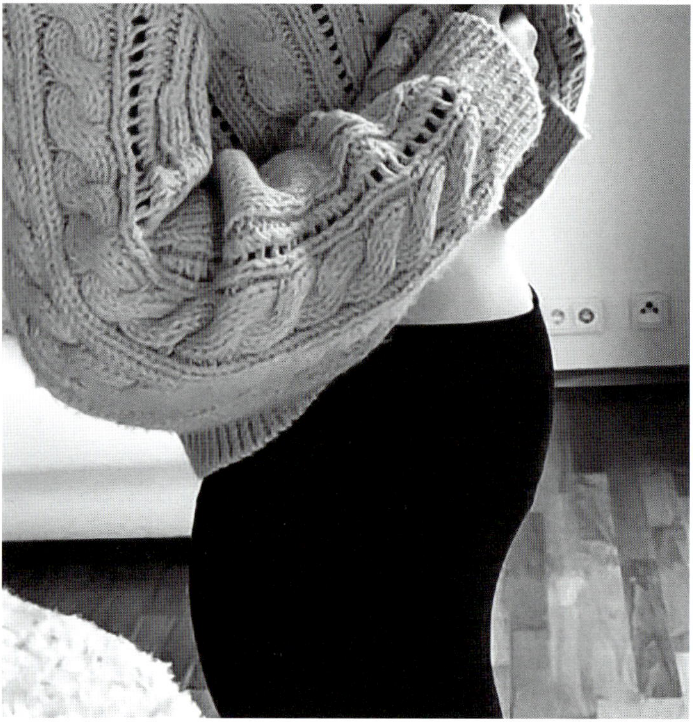

Endobelly (zyklischer Blähbauch)

17 Sehr starke Monatsblutung: Kann das auch mit Endometriose zusammenhängen?

Tatsächlich gehören überregelstarke Blutungen ebenfalls zu den typischen Symptomen. Ab wann genau ist es aber »zu viel Blut«? Während der Monatsblutungen sollten nicht mehr als insgesamt 80 ml Blut verloren werden. Ist es mehr, sagen wir Medizinerinnen und Mediziner **Hypermenorrhö** dazu. Sie ist häufig bei Adenomyose und kann über alle Altersgruppen hinweg auftreten. Da das Gefühl, viel Blut zu verlieren, natürlich auch subjektiv schwierig einzuschätzen ist, sollten Sie darauf achten, wie viele Menstruationsartikel Sie verbrauchen: Wechseln Sie Tampons oder Binden alle ein bis zwei Stunden? Benutzen Sie die größten Größen? Kommen Klumpen wie Gewebestücke mit? Dann hört sich das schon verdächtig nach einer Hypermenorrhö an. Sehr komfortabel ist, wenn mit den Menstruationstassen beziehungsweise Cups direkt auch das Volumen in Millilitern gemessen werden kann. Können Sie alle diese Fragen mit »ja« beantworten, ist das zu viel Blut und nicht gut für Sie. Denn der Körper verliert damit auch Eisen, wodurch sich in der Folge eine Blutungsanämie, eine Eisenmangelanämie, ausbilden kann. Diese macht müde und schlapp; Erschöpfung, Konzentrationsstörungen und Haarausfall können damit zusammenhängen. Eisenmangelanämie ist weltweit immer noch ein sehr großes Problem, und das im Jahr 2022. Deshalb ist es so wichtig, bei Vorsorgeuntersuchungen der Ärztin oder dem Arzt von der sehr starken Blutung zu erzählen, auf ein Blutbild zu bestehen und Eisenbestimmungen (Diagnostik der Eisenmangelanämie) durchführen zu lassen. Eine simple Maßnahme ist, Eisentabletten einzunehmen. Aber es gibt auch ein Medikament, das den Blutfluss etwas weniger flüssig macht, die Tranexamsäure, die rein symptomatisch genommen werden kann, also nur dann, wenn eine starke Blutung eintritt. Um aber die Ursache zu bekämpfen, ist die Lösung entweder die Einnahme systemischer Hormone (siehe Frage 51), eine lokale hormonelle Therapie (siehe Frage 58) oder gar operative Maßnahmen.

18 Zyklische Darmblutungen – was kann das sein?

Wenn Darmblutungen ganz klar dem Zyklus zugeordnet werden können, muss sich die Ärztin oder der Arzt auf die Suche nach einer Darmendometriose machen. Die zyklische Darmblutung ist ein typisches Zeichen und meist findet man die blutende Stelle auch. Das bedeutet dann, dass eine Darmendometriose von außerhalb des

Darmes durch alle Schichten der Darmwand bis nach innen gewandert ist und zum Zeitpunkt der Blutung dann sogar in der Schleimhaut, die das Darminnere auskleidet, Anschluss an das Innere des Darmes gefunden hat. Von dort stammt das Blut. Das sind zwar meist sichtbare Blutungen, aber nur relative leichte. Trotzdem: Lassen Sie solche Blutungen bitte abklären! Es muss unbedingt eine sogenannte Endosonografie (Ultraschalluntersuchung der Darmschichten) des Enddarms in Kombination mit einer Enddarmspiegelung durchgeführt werden. Die alleinige Spiegelung reicht nicht aus, denn wenn sie nicht exakt zum Zeitpunkt der Blutung gemacht wird, sieht die Untersucherin beziehungsweise der Untersucher oft gar nichts. Eventuell kann an einer Stelle eine Einengung vorhanden sein; das kann ein Hinweis sein, aber sonst erscheint der Darm meist unauffällig. Die Ultraschalluntersuchung des Darmes hingegen zeigt die gesamte Wanddicke. Da die Endometriose sich in der ganzen Darmwand ausbreitet, ist der Ultraschall das Mittel der Wahl. Die meisten solcher Endometrioseherde sind im Sigma- und Rektumbereich, also in den tieferen Darmabschnitten nahe am Darmausgang, lokalisiert. Meist reicht deshalb zunächst eine Untersuchung in diesem Bereich.

19 Gibt es Endometriose auch in der Blase?

Ja, auch aus der Blase kann es zyklisch bluten, wenn, ähnlich wie beim Darm geschildert (siehe Frage 18), die ganze Blasenwand von solch einem Endometrioseherd durchwandert wurde. Ist das der Fall, sollten eine Ultraschalluntersuchung und eine Blasenspiegelung durchgeführt werden. In beiden Fällen (sowohl wenn die Blase als auch wenn der Darm betroffen ist) darf aber ein Nierenultraschall nicht vergessen werden, weil auch der Harnleiter mitbetroffen sein kann und es dann zum Aufstau des Urins in die Niere kommt.

20 Kann Endometriose auch außerhalb der Bauchhöhle vorkommen?

Es gibt ganz seltene Formen der Endometriose wie beispielsweise die **Zwerchfellendometriose**, die zu zyklischen, meist rechtsseitigen Schulterschmerzen führt. Bei dieser Form werden die Endometriosezellen im Bauchraum durch die sich im Uhrzeigersinn bewegende Bauchfellflüssigkeit meist an die rechte Zwerchfellkuppel verschleppt. Wenn sie sich dort ansiedeln, schmerzt das Zwerchfell. Da aber der Nerv, der das Zwerchfell versorgt, vom Hals herabsteigt, kommt es zu einer Ausstrahlung der Schmerzen in die rechte Schulter. Eine weitere seltene Form der Endometriose ist die **Nabelendometriose**, bei der es zu zyklisch anschwellenden Knoten im Nabel bis hin zur Blutung aus dem Nabel kommt. Die Ursache ist sehr wahrscheinlich, dass während der eigenen Embryonalentwicklung die Bauchdecke kurzfristig offen ist und so Anteile der Müllerschen Gänge (siehe Frage 2) am Nabel zu liegen kommen. Diese können dann nach Jahren durch den Hormonzyklus wieder reaktiviert werden. Auch nach Kaiserschnitten können sich Endometrioseherde in der Bauchdecke ansiedeln.

21 Kann die Fruchtbarkeit von der Endometriose beeinträchtigt werden?

Der unerfüllte Kinderwunsch ist ein weiteres Problem, das im Zusammenhang mit Endometriose auftreten kann, aber nicht muss. Dennoch: Bei unerfülltem Kinderwunsch findet sich häufig eine Endometriose, und umgekehrt haben nicht wenige Menschen mit Endometriose Probleme, schwanger zu werden. Je ausgedehnter die Endometriose ist, desto eher kann es zu Problemen kommen. Aber natürlich spielen auch andere Faktoren, wie beispielsweise das Alter, eine Rolle: Das optimale Alter, schwanger zu werden, ist Anfang zwanzig – auch wenn es nicht in unsere aktuelle Gesellschaft passt, ist dies das physiologisch günstigste Alter. Da die meisten mit Anfang zwanzig noch gar nicht an Kinder denken, weil Ausbildung und Persönlichkeitsfindung nicht abgeschlossen sind, ist der Moment »verpasst«. Wenn dann andere erschwerende Faktoren wie eine Endometriose (mit Verklebungen und Organbefunden), eine abnehmende Eizellqualität (ab 35 Jahren nimmt die Qualität generell messbar ab) oder auch eine geringere Eizellreserve hinzukommen, dann wird das Schwangerwerden zunehmend schwieriger. Das soll kein Aufruf zu Schwangerschaften in jungen Jahren sein, denn natürlich gehört heutzutage mehr dazu als der körperliche Aspekt. Es sollte eine verantwortliche Familienplanung betrieben werden. Trotzdem möchte ich darauf hinweisen, dass die späte Erfüllung eines Kinderwunsches auch ohne Vorbefund schwierig sein kann. Kommt dann aber noch eine Erkrankung wie die Endometriose hinzu, erschwert das die Situation zusätzlich. Deshalb rege ich dazu an, sich frühzeitig mit dem Thema Familienplanung auseinanderzusetzen. An dieser Stelle möchte ich der Bitte einer Betroffenen nachkommen, ihre Geschichte kurz anzureißen: Sie hatte als Jurastudentin mit 25 Jahren die Diagnose Endometriose erhalten. Es wurde eine Zystenentfernung, also eine Operation am Eierstock, durchgeführt und sie war dann zunächst wieder schmerzfrei. So konnte sie ihre Ausbildung beenden, promovieren und ihren Weg fortsetzen. Nun wollte sie mit Mitte 30 schwanger werden und musste feststellen, dass das nicht ging. Sie bat mich explizit, darauf hinzuweisen, dass zu dem Thema Endometriose und Fruchtbarkeit mehr Aufklärung nötig ist.

22 Gehört Endometriose zu den chronisch-entzündlichen Erkrankungen?

»Chronisch« bedeutet, dass eine Erkrankung nicht mehr weggehen wird, einen also ein Leben lang begleitet. Vermutlich ist die Veranlagung zur Endometriose im Uterus festgelegt und dort liegt die »Fehlfunktion«. Das heißt, der Uterus bleibt auch nach einer operativen Entfernung von Endometrioseherden im Bauchraum weiter krank. Daher kann auch nach einer operativen Entfernung von außerhalb der Gebärmutter liegenden Herden wieder aus Uteruszellen Endometriose entstehen, genauso, wie sie vorher auch entstanden ist. Das bedeutet, bei weiter bestehenden Blutungen können wieder »Zellen« aus dem Uterus nachkommen (siehe Frage 2). Je nach Art der Endometrioseläsionen ist das Risiko eines Rezidivs (= des Wiederauftretens) unterschiedlich: Die Bauchfellherde haben das höchste Risiko, bei weiter bestehenden Zyklen auch wieder aufzutreten. Man schätzt das Rezidivrisiko auf 10 % pro Jahr. Auch die Zysten haben ein hohes Potenzial wiederzukommen. Dabei besteht bei jungen Menschen (20. bis 29. Lebensjahr) das höchste Risiko von bis zu 40 %, mit zunehmendem Alter sinkt es langsam. Das geringste Risiko haben Betroffene, bei denen eine tief infiltrierende Endometriose entfernt wurde. Ist diese komplett wegoperiert, beispielsweise mit einer Darmteilentfernung, kommen diese Arten von Endometriose eher selten zurück. Welch großen Stellenwert die Entzündung im Gesamtgeschehen hat, wurde in den Fragen 5 und 6 bereits erläutert. Es soll hier nur noch einmal betont werden: Immunologische und Entzündungsprozesse am Ort der Endometrioseläsionen spielen insbesondere für das Schmerzgeschehen eine große Rolle. Haben sie sich erst einmal manifestiert, bleiben sie vermutlich auch im chronischen Verlauf mitbestehen.

23 Sollte Endometriose als chronische Schmerzerkrankung anerkannt werden?

Ein anderer Aspekt der chronischen Erkrankung ist der Schmerz. Wir wissen noch zu wenig, welche Bedeutung diese jahrelangen Beschwerden bei Endometriose hinsichtlich der Schmerzchronifizierung haben. Viele Menschen mit Endometriose haben chronische Schmerzen, die nicht immer wirklich in Zusammenhang mit dem Ausmaß der Erkrankung stehen. Das ist ein Aspekt der Chronifizierung, der noch lange nicht anerkannt wird, weil das Verständnis der Schmerzentstehung noch viele Lücken aufweist. Wir sehen das beispielsweise bei Anträgen zum Grad der Behinderung: Bei »nur« milder Endometriose (rASRM I) finden nachvollziehbare starke Schmerzen dennoch keine Anerkennung im Grad der Behinderung, weil die Schmerzstärke bisher bei der Vergabe des Grades der Behinderung nicht berücksichtigt wird. Dennoch ist das ein ganz wichtiger Aspekt, denn vor allem Personen, die von chronischen Schmerzen geplagt werden, haben ein hohes Risiko, auch sogenannte Komorbiditäten zu entwickeln. Das sind zusätzliche Gesundheitseinschränkungen wie beispielsweise eine Depression oder Angststörungen und auch sexuelle Funktionsstörungen. Das wirkt sich dann extrem erschwerend auf den Umgang mit der Erkrankung aus. Unsere Analysen zeigen auf vielen Ebenen, dass vor allem die späte Diagnosestellung, lange Schmerzzeiten und letztlich die chronifizierten Schmerzen ausschlaggebend für eine signifikant eingeschränkte Lebensqualität und psychische Belastung sind. Das bedeutet, dass sich unser Gesundheitssystem vor allem im Bereich der Früherkennung und Einleitung von frühzeitigen Therapien anstrengen muss!

24 Habe ich Endometriose ein Leben lang?

Endometriose ist während der reproduktiven Lebenszeit aktiv, also solange die Eierstöcke Hormone bilden. Mit der Menopause hört das auf und die Endometrioseläsionen trocknen ebenfalls aus. Das bedeutet aber leider nicht, dass Betroffene, die bis dahin ein chronisches Schmerzsyndrom durch die Endometriose entwickelt haben, ab der Menopause schmerzfrei sein werden. Für viele Endometriosebetroffene ist dann Ruhe. Aber je mehr chronische Schmerzen vorliegen, die auch durch die sogenannte zentrale Sensitivierung (siehe Frage 43) und durch multifaktorielle Begleitreaktionen wie Muskeldysfunktionen usw. bedingt sind, desto eher besteht das Risiko, dass die Schmerzen bleiben. Daher ist es umso wichtiger, für die Nachwuchsgenerationen das Management der Erkrankung zu ändern und dafür zu sorgen, dass keine Schmerzchronifizierung eintritt.

25 Kommt Endometriose von emotionaler Instabilität, traumatischen Erlebnissen oder Stress?

Nein, dieser Meinung bin ich nicht. Endometriose ist eine körperliche Erkrankung mit Auswirkungen auf das psychische Wohlbefinden durch die komplizierten Diagnose- und Behandlungsverläufe, die Schmerzen und die möglichen Schwierigkeiten mit der Fruchtbarkeit. Traumatische Erfahrungen (auch in der Kindheit) sind leider recht häufig und werden von manchen Menschen als Erklärung für die Endometriose herangezogen. Die Idee dahinter ist, dass der extreme Stress, dem Menschen bei Traumaerlebnissen ausgesetzt sind, den Zellstoffwechsel verändert und chronische Entzündungen begünstigt (stark vereinfacht gesagt). Jedoch kann bei Endometriose definitiv nicht von einem direkten Kausalzusammenhang ausgegangen werden: Nicht alle Menschen mit Endometriose haben ein Trauma erlebt und nicht alle Menschen, die ein Trauma erlebt haben, haben Endometriose. Stress, emotionale Instabilität und generell der Umgang mit den eigenen Gefühlen und Bedürfnissen können aber selbstverständlich einen Einfluss auf das Krankheitsverhalten haben, z. B. wie viele Pausen ich mir gönne oder wie gut ich die Bedürfnisse meines Körpers wahrnehme usw. Damit haben sie dann indirekt auch Einfluss auf die Ausprägung der Symptome (nicht aber auf das Ausmaß der Endometriose!).

26 Was kann ich tun, wenn meine Partnerschaft unter der Endometriose leidet?

Nicht selten ist eine Partnerschaft durch die ganze Situation belastet. Auch wenn wir oft hören, wie liebevoll und verständnisvoll Partnerinnen oder Partner sein können, so möchten die Betroffenen diese vielleicht auch nicht belasten und ihren Bedürfnissen ebenfalls gerecht werden. In diesem Fall sollten Sie unbedingt zusätzlich das Angebot der Sexualmedizin und -therapie in Anspruch nehmen. Denn dort wird auf Bedürfnisse und Wünsche beider Seiten eingegangen, und mögliche Konflikte können gelöst beziehungsweise auch erst einmal erkannt werden. Manchmal entwickeln Partnerschaften ein Eigenleben, eine Dynamik, die gar nicht gewollt ist. Und ohne Kommunikation und Austausch darüber denkt möglicherweise der eine vom anderen etwas, das gar nicht zutrifft. Es ist sehr spannend, wie unterschiedlich die Wahrnehmungen sein können. Trauen Sie sich, auf Ihre Bedürfnisse zu hören und Lösungsvorschläge und Anleitung anzunehmen. Ich kenne viele positive Beispiele von Partnerschaften, die sehr von der sexualmedizinischen Begleitung profitiert haben. Leider ist aber auch dies wieder keine Kassenleistung.

ENDOMETRIOSE: DIAGNOSE

2

27 Ist eine gesicherte Diagnose nur mit einer Bauchspiegelung möglich?

Ja! Eine gesicherte Diagnose bedeutet nämlich, dass Endometriose histologisch gesichert sein sollte, d. h. eine Probe des Gewebes entnommen und untersucht werden sollte, und diese Probe kann nur mittels einer Operation entnommen werden. Meist werden dazu Laparoskopien (Bauchspiegelungen) gemacht. Lange ging man davon aus, dass Endometriose nicht anders diagnostizierbar sei und es eben die Operation zur Stellung der Diagnose brauche. Das hatte die Konsequenz, dass Endometriose im Allgemeinen mit einer mittleren Zeitverzögerung von zehn Jahren nach Beschwerdebeginn diagnostiziert wurde.

28 Brauchen wir heute immer noch eine Operation zur Diagnose?

Nein, denn eigentlich ist es nicht schwer, Endometriose zu diagnostizieren: Die Betroffenen haben meist Beschwerden, die, wenn man diese genau erfragt, auch ganz typisch für die Erkrankung sind und daher eine Verdachtsdiagnose auf Endometriose zulassen. Es gibt Medikamente, die schon bei der Verdachtsdiagnose gegeben werden können. Es muss also keine histologische Sicherung vorliegen, um eine Endometriose zu behandeln!

Aussagekraft der Laparoskopie bei der Endometriose

Wichtig ist auch, zu welchem Zeitpunkt im Krankheitsverlauf eine Laparoskopie durchgeführt wird. Wird nämlich die Bauchspiegelung zu früh durchgeführt und eine Endometriose laparoskopisch ausgeschlossen, dann wird die untersuchte Person abgestempelt, dass sie keine Endometriose habe, obwohl der Uterus Zeichen der Adenomyose zeigt und die betroffene Person unter schwersten Regelschmerzen leidet. Ich kenne Personen, die deswegen unbehandelt geblieben sind und weiter Beschwerden hatten. Nach Jahren wurden sie dann erneut laparoskopiert und man fand schließlich doch Endometriose. Diese Erkrankung ist ein langsam schleichender Prozess und die Laparoskopie sollte nicht zur Diagnostik, sondern zur Therapie eingesetzt werden, und zwar zu dem Zeitpunkt, wenn es in das Therapiekonzept passt. In diesem Zusammenhang möchte ich noch einmal auf das in Frage 3 vorgestellte Tissue-Injury-and-Repair-Konzept verweisen, denn genau dafür spricht ein solcher Krankheitsverlauf: Die Endometriose nimmt ihren Anfang in der Gebärmutter (Adenomyose), was schon mit starken Schmerzen einhergehen kann. Bei einer Laparoskopie in einem frühen Stadium kann aber noch keine Gewebsveränderung außerhalb der Gebärmutter festgestellt werden, da sich diese erst über die Jahre aufbaut. Aber genau in diesem frühen Stadium ist es wichtig, mit der Behandlung zu beginnen, und zwar mit einem multimodalen Konzept, bei dem Schmerzmittel, Hormone und alternative Maßnahmen ineinandergreifen (siehe die Fragen 35 und 36).

29 Nach welchen Symptomen sollte die Ärztin oder der Arzt im diagnostischen Gespräch fragen?

Es sollte explizit nach der Stärke der Regelschmerzen (mithilfe der Visuellen Analogskala) gefragt werden (siehe Frage 12). Schmerzverläufe mit und ohne Schmerzmittel oder auch mit und ohne Pilleneinnahme, die Stärke von zyklischen und azyklischen Unterbauchschmerzen und von Schmerzen beim Wasserlassen und Stuhlgang sowie beim Geschlechtsverkehr sollten erfragt werden. Die Arbeitsgemeinschaft Endometriose hat einen Schmerzfragebogen erstellt, den man sich herunterladen kann (siehe Anhang). Er gibt eine gute Übersicht und hilft Ihnen, sich selbst bereits vor dem Diagnosegespräch zu Ihren Beschwerden Gedanken zu machen und diese den Ärztinnen oder Ärzten zu vermitteln. Also einfach ausfüllen und zur Vorstellung bei der Gynäkologin oder dem Gynäkologen oder im Endometriosezentrum mitnehmen!

30 Kann Endometriose durch eine gynäkologische Untersuchung diagnostiziert werden?

Bei einer Untersuchung durch die Gynäkologin beziehungsweise den Gynäkologen lässt sich natürlich schon einiges feststellen: Sie/er sollte den Scheideneingang und die Beckenwände mitabtasten, ob es dort zu Schmerzen und verhärteten Muskelsträngen gekommen ist. Des Weiteren sollte er oder sie sich das hintere Scheidengewölbe ansehen und die Beweglichkeit der Gebärmutter prüfen. Bei ausgedehnter Endometriose ist die Gebärmutter oft im Becken fixiert (entweder durch Verklebungen oder weil tief infiltrierende Herde die Organe miteinander verbinden) und lässt sich nicht gut bewegen. Zudem sollte sie oder er den Raum hinter der Gebärmutter und vor dem Darm (*Septum rectovaginale*) ertasten, denn auch dort können Endometrioseherde sitzen. Beim Ertasten ist das hintere Scheidengewölbe bei Gesunden ganz weich und die Gebärmutter kann sehr leicht und schmerzlos bewegt werden. Ist das bei der Untersuchung nicht so, dann ist das ein Hinweis auf Endometriose.

31 Welche zusätzlichen Untersuchungen können für die Diagnose genutzt werden?

Es gibt immer mehr Erkenntnisse dazu, wie Endometriose auch in der Bildgebung (im Ultraschall und MRT) erkannt werden kann. Es wurden viele typische Endometriosezeichen definiert und etabliert, die auch ohne Bauchspiegelung eine Diagnose zulassen. Aus den aktuellen Richtlinien der Europäischen Gesellschaft für menschliche Reproduktion und Embryologie (ESHRE) wurde die Laparoskopie als Goldstandard für die Diagnostik herausgenommen; jetzt wird die Bildgebung als ausreichend anerkannt. Vor allem die Gebärmutter und die Eierstöcke, aber auch Darm und Blase, wo manchmal Herde wachsen, können gut in der Bildgebung dargestellt werden. Mittels eines dynamischen Ultraschalls (leichte Bewegungen) können sogar Verklebungen gesehen werden. Mithilfe der Tastuntersuchung und des Ultraschalls lässt sich also eine ausgedehnte Endometriose nachweisen oder ausschließen. Lediglich Bauchfellherde kann man mit dieser Methode nicht erkennen, auch nicht mit dem MRT. Generell ist der Ultraschall so wegweisend, dass das MRT eigentlich nur zur Klärung spezifischer Fragestellungen wie beispielsweise einer Nervenbeteiligung der Endometriose hinzugezogen werden muss. Da oft vor allem in jungen Jahren die Gebärmutter mit stärksten Regelschmerzen Probleme macht, kann man umgekehrt eine schwere Endometriose mit dem Ultraschall auch ausschließen, wenn die angrenzenden Organe normal aussehen und sich alle Organe gut gegeneinander verschieben lassen. Häufig finden sich dann »nur« dezente oder eben doch bereits eindeutige Zeichen der Adenomyose. Da die Betroffenen aber Schmerzen haben, kann auch schon bei dezentem Befund eine Therapie wegen Verdachts auf Adenomyose angefangen werden.

32 Wird es bald einen Speicheltest zur Diagnose der Endometriose geben?

An einem solchen Test wird derzeit geforscht, aber wie sicher er ist, muss sich erst noch in weiteren klinischen Studien zeigen. Es gibt schon lange Bestrebungen, einen sogenannten Biomarker zu finden, mit dem Endometriose ohne Operation nachgewiesen werden kann. Da Endometriose sich aber von der Gebärmutterschleimhaut ableitet, sind viele Ansätze gescheitert, weil dabei die Veränderungen im Blut nicht ausgeprägt genug sind, um gemessen werden zu können. Es wurden viele Versuche in Richtung Entzündungsfaktoren unternommen und auch der sogenannte Tumormarker Ca-125 wurde intensiv untersucht. Dieser ist bei Endometriose oft erhöht, weil er bei Bauchfell- und Eierstockprozessen reagiert und Endometriose sich oft im Bauchfell und/oder Eierstock ausbreitet. Leider schließt aber ein negativer Marker eine Endometriose nicht aus. Außerdem ist dieser Marker nicht sehr spezifisch, denn auch eine Entzündung oder andere Zysten führen zu einer Ca-125-Erhöhung. Das heißt, der Marker ist zwar einigermaßen sensitiv (er erkennt Endometriose häufig), zeigt aber nur eine geringe Spezifität (er erkennt zu wenige Menschen, die keine Endometriose haben, als gesund). Solche Tests sollten aber natürlich möglichst eine hohe Sensitivität und eine hohe Spezifität haben. Neu ist nun der Speicheltest, der auf mikroRNA-Nachweis beruht. Der Test geht auf eine französische Studie zurück, bei der in Speichelproben von Endometriosepatientinnen 109 mikroRNAs gefunden wurden, die bei Endometriose charakteristisch verändert sind. Der Test soll eine 96,7 %ige Sensitivität und eine 100 %ige Spezifität aufweisen. Er ist in Frankreich bereits verfügbar und kostet dort 800 €. Weiterführende Studien laufen und der Test wird auch in Deutschland erhältlich sein. Noch ist unklar, ob er eine Adenomyose ohne eine bereits vorliegende Endometriose erfassen kann – das wäre wichtig, denn sonst stünde man wieder vor demselben Problem: schon Schmerzen, aber noch kein Befund.

33 Reichen Anamnese, Untersuchung und Ultraschall zur Diagnosestellung aus?

Meiner Meinung nach ja! Mit diesen Methoden können die Beschwerden eingeordnet werden und sie erlauben die Einschätzung der Situation. Das reicht vollkommen, um einen Behandlungsplan aufzustellen und mit einer Therapie zu beginnen. Denn das ist in den vielen Jahren zuvor falsch gelaufen: Betroffene litten lange unter den Beschwerden, weil es aber keine Diagnose gab, wurden sie nicht ernst genommen und erhielten keine geeignete Behandlung. Das muss sich dringend ändern.

34 Ist es gut, eine Endometriosediagnose zu bekommen, oder nicht?

Es kann auch negative Konsequenzen bezüglich Privatversicherungen und Lebensversicherungen haben, wenn man schon früh die Diagnose Endometriose in der Krankengeschichte stehen hat. Denn die Anträge für solche Versicherungen von Menschen mit chronischen Erkrankungen werden häufig abgelehnt. Vielleicht wäre es aber am besten, wenn Betroffene selbst entscheiden können: Möchten sie eine Diagnose haben, die mit der Chance auf einen positiven Behandlungs- und Krankheitsverlauf einhergeht, oder möchten sie lieber darauf verzichten und damit die Chance auf mögliche wirtschaftliche Vorteile (Versicherungen, Jobs) haben? Diese Frage stellt sich bei fast allen chronischen Erkrankungen, aber bei Endometriose besonders, weil sie immer noch tabuisiert wird und wenig darüber bekannt ist. Daher ist es so wichtig, dass sich die Erkrankten umfassend über ihre Endometriose informieren und auch mit anderen Menschen darüber sprechen. Je mehr bekannt ist, wie viele Menschen an Endometriose erkrankt sind und wie belastend die Symptome und die Folgen der Erkrankung sind, desto besser werden die Ärztinnen, Ärzte, Forscherinnen und Forscher ausgestattet, um die Versorgung zu verbessern.

ENDOMETRIOSE: NICHT OPERATIVE THERAPIEN / HORMONTHERAPIEN

3

35 Welche Therapien stehen zur Verfügung?

Es sollte für alle Betroffenen ein individuelles Behandlungskonzept erstellt werden, das sich nach ihren Beschwerden, ihrer persönlichen Situation (Kinderwunsch: ja oder nein, jetzt oder später oder bereits erfüllt) und nach dem Ausmaß der Erkrankung richtet. Der »Werkzeugkasten« der Endometriosebehandlung bietet dazu ein Repertoire an verschiedensten Therapiemaßnahmen.

Werkzeugkasten der Endometriosebehandlung

Multimodale Therapie:

- Kräuter, Tees, Traditionelle Chinesische Medizin, Mönchspfeffer
- Entspannungstechniken, Progressive Muskelrelaxation, Yin Yoga
- Akupressur
- Akupunktur
- Physiotherapie
- Osteopathie
- Ernährungsumstellung
- antientzündliche Mikronährstoffe
- Schmerzedukationskurse
- psychologische Begleitung

Schmerztherapie:

- Magnesium, Buscopan, Novalgin
- nicht steroidale Antiphlogistika (NSAP wie Ibuprofen, Naproxen)
- milde Opiate
- CBD/THC
- Koanalgetika (Gabapentin, Amitriptylin)

Hormonelle Therapie:

- Gestagenmonopräparate (auch Progesteron only Pills [POP]):

  - Dienogest (zugelassen, zahlt die Krankenkasse, Indikation Endometriose)
  - Desogestrel (nicht zugelassen, Off-Label Use)
  - Chlormadinon
  - Drospirenon
  - Duphaston
- kombinierte Präparate (kombinierte Präparate zum Schlucken [COC], aber auch Vaginalring oder Pflaster)
- lokale hormonelle Therapie (Levonorgestrel freisetzende Spiralen mit 52 mg)
- Gonadotropin-releasing-Hormonanaloga oder -antagonisten (GnRHa oder -ant, lösen die sogenannten künstlichen Wechseljahre aus)

Operative Therapien:

- Bauchspiegelung (Laparoskopie)
- Gebärmutterentfernung (total oder subtotal)

Kinderwunschtherapie beziehungsweise Medical Freezing:

- Follikelstimulation mit Insemination
- künstliche Befruchtung (IVF/ICSI)
- Medical Freezing

---

36 Wie gehe ich bei endometriosetypischen Beschwerden vor?

Wenn Sie typische endometrioseassoziierte Beschwerden haben oder aber Endometriose bei Ihnen bereits diagnostiziert wurde, aber beispielsweise keine Organe gefährdet sind (also keine Darm- oder Blasenendometriose oder Eierstockszysten vorliegen), dann könnte zunächst einmal versucht werden, wie beim Typ-II-Diabetesmanagement multimodal zu behandeln. Das bedeutet, mit Bewegung, Entspannungsübungen, Yoga und Osteopathie den Muskelverspannungen im Becken entgegenzuwirken. Diese sind wie beim verspannten Nacken zum Teil extrem schmerzhaft und werden durch die monatlichen Schmerzen mehr und mehr getriggert. Darüber hinaus sollten Sie auf eine antientzündliche Ernährung umstellen. So nimmt beispielsweise der Körper Substanzen wie Prostaglandine, die z. B. in Schweinefleisch enthalten sind, gern auf und baut daraus Schmerzbotenstoffe. Daher kann man mit antientzündlicher Ernährung, die auf solche Substanzen verzichtet, durchaus Schmerzstärken reduzieren, weil der Körper aus der Nahrung dann nicht so viele Schmerzbotenstoffe bilden kann. Entscheiden Sie sich gegen eine hormonelle Therapie und bluten deshalb weiterhin aktiv, dann ist eine adäquate Schmerztherapie sehr wichtig. Denn unzureichend behandelte Schmerzen fördern die Entwicklung eines Schmerzgedächtnisses (siehe Frage 43) und damit die Entwicklung von chronischen Schmerzen. Wenn die Schmerzen aber mit Bewegung/Yoga und Ernährung nicht ausreichend gelindert werden können und die Schmerzmitteleinnahme über mehrere Tage und in höherer Dosierung als maximal empfohlen erforderlich ist, ohne die Beschwerden ausreichend zu verringern, sollte über eine hormonelle Therapie nachgedacht werden. Dem multimodalen Konzept sollten vor allem Menschen mit Endometriose und Kinderwunsch folgen, die deswegen keine hormonelle Therapie durchführen können, natürlich mit guter Beratung und Begleitung.

37 Kann ich meine Beschwerden durch meine Ernährung positiv beeinflussen?

Endometriose gehört zu den chronisch-inflammatorischen Erkrankungen. Die Beschwerden sind vielfältig und werden durch die Endometrioseläsionen selbst, aber auch durch Entzündungsreaktionen verursacht beziehungsweise verstärkt. Daher kann man in der Tat durch eine antientzündliche Ernährung oft die Schmerzstärke reduzieren. Ob das dann auch Einfluss auf die Erkrankung selbst nimmt, ist bisher nicht untersucht. Ein anderer Faktor, den wir bisher auch nicht gut erklären können, der aber vermutlich ebenfalls mit der Entzündung zu tun hat, ist, dass viele Betroffene unter dem sogenannten Endobelly leiden, einem zyklischen Blähbauch. Auch dieses Phänomen lässt sich mit Ernährung zum Teil beeinflussen. Antientzündliche Ernährung bedeutet einen weitgehenden Verzicht auf tierische Lebensmittel (mal Huhn oder Fisch sind aber erlaubt), auch Fertigprodukte sollten generell gemieden werden. Frisch zubereitete Nahrungsmittel, wenn möglich in Bioqualität, viel grünes Gemüse und auch Kreuzblütler wie Brokkoli oder Blumenkohl sind sinnvoll. Das Weglassen von Gluten wirkt sich ebenfalls positiv aus, vor allem auf den Blähbauch. Eine weitere Herausforderung für den Körper sind histaminhaltige Lebensmittel (vieles, was rot ist, z. B. Tomaten, Paprika, Rotwein): Auch wenn bei Ihnen keine Histaminintoleranz nachgewiesen wurde, kann die histaminfreie Ernährung (zumindest zyklisch, um die Periode herum) ebenfalls zu einer geringeren Schmerzausprägung führen. Probieren Sie einfach Verschiedenes aus. Ich kenne mehrere Menschen mit Endometriose, die ihre Schmerzen deutlich reduzieren konnten, indem sie strikt auf ihre Ernährung achten. Sogar Operationen konnten bei einigen wieder abgesagt werden, weil es ihnen schon allein durch die Ernährungsumstellung besser ging.

38 Gibt es Nahrungsergänzungsmittel, Vitamine oder Mineralstoffe, die bei Endometriose helfen?

In Analogie zum Weglassen von proentzündlichen Substanzen macht der Zusatz von antientzündlichen Nahrungsergänzungsmitteln ebenfalls Sinn. Gut untersucht sind in diesem Zusammenhang Vitamin D und auch Omega-3-Fettsäuren. Aber natürlich gehören auch andere Vitamine und Mineralstoffe wie Zink und Selen dazu. Kurkuma zählt gleichfalls zu den antientzündlichen Nahrungsergänzungsmitteln, in Form von goldener Milch leicht selbst zuzubereiten. Grünteeextrakte, Reservatrol und noch vieles mehr können versucht werden. Leider fehlen auch dazu aussagekräftige Studien. Mittlerweile gibt es bereits fertig zusammengestellte Produkte wie Fertilovit Endo oder auch female balance, die die genannten antientzündlichen Nahrungsergänzungsmittel beinhalten, aber man kann sie sich auch selbstständig in der Drogerie zusammenstellen. Auch Magnesium (zweimal täglich 400 mg) verbessert die Situation oft. Die Ernährungsumstellung und antientzündliche Zusätze können Sie eigenständig ausprobieren. Es braucht sicher Zeit, bis Sie eine Besserung spüren, aber nicht wenige Betroffene berichten, damit großen Erfolg zu haben.

Weitere Ernährungstipps bei Endometriose

Zum Thema Endometriose und Ernährung gibt es leider kaum Studien. Aber wir können unbedingt auch von den Erfahrungen der Ernährungsumstellung bei anderen chronisch-inflammatorischen Erkrankungen profitieren. Beispielsweise habe ich sehr gute Anregungen im Ratgeber Knie-Arthrose, auch aus der Sprechstunde-Reihe, gefunden. Es gibt nicht **die eine** optimale Endometrioseernährung. Ernährung spielt eine so wichtige Rolle und die Qualität der Produkte ebenfalls. Das Wichtigste ist sicherlich, frisch zu kochen, auf Fertigprodukte zu verzichten und, wenn möglich, zu versuchen, biologisch angebaute Lebensmittel zu verwenden. Leider ist das nicht nur aufwendig, sondern auch teuer. Aber es lohnt sich.

39 Bin ich bei multimodalem Management der Endometriose davor sicher, dass die Herde weiterwachsen?

Die Weiterentwicklung oder das Wiederauftreten von Endometrioseherden kann nach aktuellem Kenntnisstand lediglich mit einer hormonellen Therapie gestoppt beziehungsweise deutlich reduziert werden. Das ist vor allem für Gebärfähige, die ihre Familienplanung noch nicht abgeschlossen haben und deshalb keine Hormontherapie machen möchten, von besonderer Bedeutung. Es besteht bei ihnen also ein Risiko. Aber Endometriose entwickelt sich langsam, man kann immer wieder die Therapie anpassen und muss bei kurzen Unterbrechungen einer hormonellen Therapie, um schwanger zu werden, keine Angst haben. Personen, die ihren Kinderwunsch umsetzen möchten, können die Hormone dann absetzen, wenn es so weit ist.

49 Schmerzmittel – ja oder nein?

Genau wie bei den Hormonen möchten viele Menschen möglichst auch bei Schmerzmitteln auf eine Einnahme verzichten. Das ist verständlich, hört man doch überall, dass Schmerzmittel ungesund sind. Das ist auch so und man sollte auf keinen Fall zu viele Schmerzmittel nehmen, sondern eine Schmerztherapie nur durchführen, wenn es medizinisch vertretbar ist, und das muss mit einer Hausärztin, einem Hausarzt, einer Gynäkologin oder einem Gynäkologen besprochen werden. In keinem Fall sollten Sie eine Schmerzmedikation an mehr als sieben Tagen im Monat allein und ohne ärztliche Begleitung einnehmen. Denn wenn die Einnahme von so viel Schmerzmittel erforderlich ist, stimmt etwas nicht und sollte medizinisch abgeklärt werden. Dennoch ist es auch nicht gut, eine Schmerzmitteleinnahme ganz abzulehnen. Daher möchte ich hier aufzeigen, wie Schmerzmittel bei einer vorliegenden Indikation, also einem medizinischen Grund für die Einnahme, richtig eingenommen werden, sodass sie nicht gefährlich oder ungesund sind.

41 Was ist Schmerz?

Schmerz hat eine wichtige Funktion im Körper, und zwar eine Warnfunktion. Dieses Signal soll dem Körper zeigen, dass etwas nicht stimmt. Trete ich barfuß auf einen spitzen Gegenstand, ziehe ich den Fuß weg, der Fuß wird geschützt. Grundsätzlich ist Schmerz also etwas Sinnvolles. Aber bei Schmerzen, die immer wiederkommen, wie etwa Regelschmerzen, ist die Signalverarbeitung nicht so simpel, wie wenn man auf etwas Spitzes tritt.

42 Was ist das Besondere an Endometrioseschmerzen?

Von einer Endometrioseläsion werden zyklisch während der Dauer der Menstruation Schmerzbotenstoffe ausgeschüttet. Diese aktivieren an sich ruhende Schmerzfasern, die das Signal dann weiterleiten an das zentrale Nervensystem, also Rückenmark und Gehirn. Dort wird das eingehende Signal verarbeitet und auch moduliert. Moduliert bedeutet dabei, das Signal kann abgedämpft, aber auch verstärkt werden, je nachdem. Menstruationsschmerzen sind akute Schmerzen, die mit einer Entzündung (wie bei einem entzündeten Pickel) einhergehen und dann wieder verschwinden, wenn alles wieder abheilt. Jedoch werden von den meisten Menschen mit starken Regelschmerzen die Schmerzen bei der Menstruation auf der Visuellen Analogskala mit einem Wert von »sieben/acht« von zehn Punkten angegeben. Das sind keine normalen Schmerzen mehr, sondern schon sehr starke; man kann sie mit Geburtsschmerzen vergleichen. Diese Schmerzen unter der Geburt, die extrem sind, werden aber noch durch Stress und Endorphine moduliert und am Ende hoffentlich mit einem gesunden Kind belohnt. Deshalb werden sie, solange die Geburt nicht traumatisch war, auch wieder vergessen. Von Endometriose Betroffene durchleben vergleichbare Schmerzen aber Monat für Monat, nicht selten auch jeweils für mehrere Tage, und das jahrelang. Hat man nur eine Diagnoseverzögerung von fünf Jahren und rechnet man mit zwölf

Blutungen pro Jahr und jeweils fünf Schmerztagen, dann haben diese Personen zusammengenommen 300 Tage Schmerzen gehabt. Es gibt übrigens keine physiologischen Schmerzen und auch keine Schmerzerkrankung bei Männern, bei der sie erst 300 Tage lang schlimmste Schmerzen haben müssen, ehe ihre Beschwerden ernst genommen werden.

43 Was passiert, wenn Schmerzen immer schlimmer werden?

Genau an dieser Stelle fangen die sogenannten Sensitivierungsmechanismen des Körpers an: Mit der Zeit »wundert« sich das Rückenmark über die eingehenden Schmerzsignale, weil diese immer wiederkommen und nicht vermieden werden. (Sie erinnern sich an den spitzen Gegenstand, auf den ich getreten bin.) Das Rückenmark schwächt den Schmerz dann aber nicht etwa ab, sondern das Schmerzsignal wird sogar noch verstärkt, weil die **zentrale Sensitivierung** das Schmerzfeld vergrößert und empfindlicher macht – eine klare Fehlleistung! Schön wäre, wenn der Schmerz als wiederkehrend und »harmlos« erkannt und deshalb abgeschwächt wahrgenommen würde, aber das Gegenteil ist leider der Fall. Dadurch kommen dann oft sogar noch andere Beschwerden wie schmerzhaftes Wasserlassen und schmerzhafter Stuhlgang dazu, auch wenn es in Blase oder Darm gar keine Endometrioseherde gibt. Der Körper verkrampft, der Beckenboden zieht sich reflexartig zusammen, es wird eine Schonhaltung eingenommen – so entwickelt sich nach und nach eine Beckenbodendysfunktion mit einem verhärteten Beckenboden. Das verursacht dann die Schmerzen beim Geschlechtsverkehr und oft auch chronische Schmerzen im Becken. Genau so funktioniert also das **Schmerzgedächtnis** und so entwickeln sich mit der Zeit chronische Schmerzsyndrome. Zur Vermeidung solch einer Situation ist daher eine adäquate Schmerzmitteltherapie sinnvoll und wichtig.

44 Was versteht man unter einer adäquaten Schmerzmitteltherapie?

Grundsätzlich kann man zunächst mit Magnesium, Mönchspfeffer, Tees, Akupressur usw. starten. Hilft das nicht, wäre im nächsten Schritt die Einnahme von Buscopan sinnvoll. Das ist ein krampflösendes Medikament, das kein Schmerzmittel im eigentlichen Sinn und daher auch gut verträglich ist. Wir geben es sogar Säuglingen. Ist es, nach Packungsbeilage eingenommen, immer noch zu schwach, ist Buscopan plus in Kombination mit Paracetamol erhältlich, auch als Zäpfchen. Wenn das immer noch nicht reicht, sollte mit den sogenannten nicht steroidalen Antiphlogistika angefangen werden (Ibuprofen oder Naproxen). Sie probieren aus, was Ihnen besser hilft, und nehmen davon dann die geringste wirksame Dosis ein (beispielsweise Ibuprofen 400 mg dreimal pro Tag oder Naproxen 250 mg zweimal pro Tag, dann noch eine weitere Tablette). Die Schmerzmittel müssen regelmäßig eingenommen werden, denn eine Tablette wirkt immer nur einige Stunden. Wichtig ist vor allem auch, die Schmerzmittel **frühzeitig** zu nehmen, also nicht zu warten, bis der Schmerz ganz unerträglich ist, sondern sofort, sobald der Uterus sich zum ersten Mal bemerkbar macht. Sonst, und das wissen viele Menschen nicht, braucht es mehr Schmerzmittel, um den Schmerz zu verringern. Buscopan kann dann noch zusätzlich genommen werden. Ist der Schmerz quasi weg, kann man also

Geeignete Schmerzmittel bei Endometriose

- nichtsteroidale Antiphlogistika (NSAP wie Ibuprofen, Naproxen)
- Magnesium, Buscopan, Novalgin
- milde Opiate
- CBD/THC
- Koanalgetika (Gabapentin, Amitriptylin)

wieder zur Schule oder zur Arbeit gehen und fühlt sich nur ein bisschen »matschig«, dann ist die Schmerzmitteldosierung richtig. Sollten aber Schmerzmittel an mehr als sieben Tagen monatlich erforderlich sein, ist das zu viel und es sollte eine andere Lösung gefunden werden.

45 Was ist, wenn diese Schmerztherapie nicht ausreicht?

Wenn man trotz Ibuprofen 600 mg mehrfach am Tag nur eine geringe Besserung der Schmerzen spürt, wenn weiterhin Arbeits- und Schulunfähigkeit besteht, wenn mehr und mehr Schmerzmittel genommen werden müssen, die trotzdem nicht helfen, dann macht die Schmerztherapie in dieser Form keinen Sinn, das muss man akzeptieren. Oft bestehen in dem Fall auch vegetative Begleitreaktionen wie Übelkeit, Erbrechen, Kreislaufprobleme oder Durchfall und man fühlt sich so richtig krank. Werden konsequent auch die anderen genannten multimodalen Maßnahmen (Bewegung, Yoga, Entspannung, Ernährung usw.) durchgeführt und trotzdem hilft das ganze Programm nichts, wäre das aus meiner Sicht der Moment, an dem spätestens über eine hormonelle Therapie nachgedacht werden sollte, weil sie dann medizinisch indiziert ist.

46 Kann man messen, ob eine Endometriosetherapie wirkt?

Ich vergleiche Endometriose gern mit Typ-II-Diabetes: Bei diesem kann, wie bei Endometriose auch, mit multimodaler Therapie, vor allem Sport, Gewichtsreduktion und Diät, oft schon viel erreicht werden. Aber bei Diabetes kann man mit der Blutzuckermessung und der HbA1c-Bestimmung sehr genau kontrollieren, ob die multimodale Therapie wirksam genug ist. Ist sie das nicht, muss man zusätzlich noch orale Antidiabetika nehmen, und wenn das alles nichts hilft, schließlich auch Hormone (Insulin) spritzen. Leider stehen für die Endometriose solche Kontrollmessungen nicht zur

Verfügung. Es gibt nur die Lebensqualität, also nur die Schmerzen als Parameter, um zu sehen, ob Therapien gut ansprechen oder nicht. Eher selten gibt es Befunde, die sich messen lassen, wie Blasen- oder Darmendometriose oder Zysten. In dem Fall kann natürlich mit dem Ultraschall festgestellt werden, ob die Endometrioseherde sich vergrößern. Meist sind die Läsionen aber auch schmerzhaft und die Schmerzreduktion zeigt an, ob die Therapie greift.

47 Muss ich erst alle Schmerzmittel ausprobieren oder darf ich auch gleich Hormone nehmen?

Natürlich ist es nicht verboten, gleich mit einer hormonellen Therapie zu beginnen. Es kann eine große Entlastung sein, nicht mehr seinen ganzen Monat nach dem Zyklus richten zu müssen, nicht mehr auszufallen, sondern die Blutungsfreiheit zu genießen und dann auch wieder schmerzfrei zu sein. Daher biete ich das Betroffenen oft an. Ich versuche dabei, ganzheitlich aufzuklären. Ich bin nicht aus Prinzip ein Fan der Hormontherapie – ich selbst habe Diabetes und versuche alles, um zu vermeiden, Insulin spritzen zu müssen. Aber leider haben wir bei der Endometriose keine anderen wirksamen Medikamente außer der Hormontherapie. Daher muss ich die Betroffenen, die zu mir kommen, beraten und ihre persönliche Situation im Auge haben, angefangen bei den jungen Menschen, die jahrelange schlimme Schmerzen haben, bis hin zu ihrer Familienplanung. Wir geben Hormone bei Endometriose, weil ich überzeugt bin, dass ihr Nutzen bei dieser Erkrankung größer ist als ihr Risiko, es besteht also eine medizinische Indikation. Das ist ein großer Unterschied zum Einsatz von Hormonen allein zur Verhütung.

48 Warum wirkt eine Hormontherapie bei Endometriose?

Endometriose ist eine hormonabhängige Erkrankung. Das heißt, sie reagiert auf die Hormone, die während des Menstruationszyklus im Eierstock gebildet werden. Während der Eizellreifung wird vor allem Östrogen gebildet. Es ist wichtig, um die Gebärmutterschleimhaut, die bei der Menstruationsblutung abgeblutet war, wieder aufzubauen. Nach dem Eisprung kommt dann noch das Progesteron dazu, das die Gebärmutterschleimhaut weiter umwandelt: Sie fängt nun an, mehr Schleim zu bilden (sekretorische Umwandlung). Da Endometriose ähnlich der Gebärmutterschleimhaut ist, reagiert das Endometriosegewebe ebenfalls auf die Hormone, die im Blut zirkulieren, auch wenn es nicht in der Gebärmutterhöhle liegt, sondern in der Gebärmutterwand oder im kleinen Becken. Das bedeutet, es wird ebenfalls aktiviert und während der Menstruationsblutung werden auch im Endometriosegewebe die Mechanismen in Gang gesetzt, die zum »Abbluten« führen. Manchmal blutet die Endometriose richtig. Da die meisten Herde aber nicht an der Oberfläche liegen, bluten sie in kleine Zysten hinein, die dann wie dunkle Punkte am Bauchfell oder an den Organen aussehen (ähnlich wie Pickel oder Mitesser auf der Haut). Auf die gleiche Art füllen sich die Zysten in den Eierstöcken mit Blut, das sich mit der Zeit, je älter es wird, dunkler färbt. Deshalb werden solche Endometriome auch Schokoladenzysten genannt.

49 Welche Ziele verfolgt die Hormontherapie bei Endometriose?

Mit einer hormonellen Therapie werden vor allem drei Ziele verfolgt:

- Symptomkontrolle,
- Progressionsprophylaxe, also dass die Herde nicht größer werden, und
- Rezidivprophylaxe, also dass Herde nach Operationen nicht wieder auftreten.

Endometriose ist eine chronische Erkrankung, die leider die Betroffenen während der ganzen hormonaktiven Lebensphase begleitet. Es gibt natürlich sehr, sehr unterschiedliche Erkrankungssituationen. Daher ist die Entscheidung, ob eine hormonelle Therapie erforderlich ist, sehr individuell und muss mit den Betroffenen je nach Einzelfall ausführlich diskutiert werden.

59 Wird die Hormontherapie heute häufiger eingesetzt als früher?

Viele Betroffene möchten gern auf die hormonelle Therapie verzichten. Aber es ist wichtig zu verstehen, dass das Risiko der Entwicklung und des Fortschreitens einer Endometriose in direktem Zusammenhang mit der Dauer und Stärke der Regelschmerzen und auch sonografischen Anzeichen der Gebärmutterendometriose (Adenomyose) steht, aber vor allem mit der Anzahl der Menstruationsblutungen! Aufgrund der guten Geburtenkontrolle finden heutzutage viel, viel mehr Menstruationblutungen im Leben statt als noch vor hundert Jahren, deshalb ist eine Hormontherapie der Endometriose heute auch viel öfter erforderlich als früher. Im Jahr 1919 fanden im Durchschnitt 40 Menstruationsblutungen im Leben statt, 2019 waren es 400. Möchte man das Risiko stoppen, dass die Endometriose voranschreitet, muss auch die Blutung gestoppt werden, und das wird mit den hormonellen Therapien erreicht. Wir durchleben nicht mehr so viele Schwangerschaften wie in früheren Zeiten und Stillzeiten sind auch viel kürzer geworden. Zudem ist die Ernährung heute viel besser und viele leben in gesicherten sozialen Verhältnissen. Das sind alles gute Voraussetzungen für einen regelmäßigen und häufigen Zyklus. Aber auch epigenetische Faktoren spielen eine Rolle, beispielsweise Umweltgifte. Substanzen, die wir mit der Nahrung über den Darm oder mit Pflegeprodukten über die Haut aufnehmen, können Gene an- und abschalten, also die Zellfunktion beeinflussen. Dieser Einfluss ist nicht zu unterschätzen, vor allem, wenn man bedenkt, was über die Ernährung bei so vielen Erkrankungen erreicht werden kann: Die Endometrioseerkrankung muss genauso wie Rheuma, Fettleber, *Colitis ulcerosa* und Diabetes ganzheitlich gesehen werden.

51 Welche Hormone werden zur Therapie der Endometriose eingesetzt?

Nehmen wir folgende Situation an: Es bestehen die typischen adenomyose- und endometrioseassoziierten Symptome, aber ohne Hinweis auf Organdestruktion und ohne oder nur mit milden Zeichen der Adenomyose, manchmal aber auch bereits mit eindeutigen Adenomyosesymptomen. Diese Situation trifft auf etwa 80 % aller Betroffenen zu. Bei Jugendlichen (unter achtzehn Jahren) fangen wir dann mit einer kombinierten Pille (COC) an, die aber ohne Abbruchblutung gegeben wird. Das ist eigentlich der einzige Unterschied zu Betroffenen über achtzehn. Wegen des noch nicht abgeschlossenen Wachstums der Knochen denken wir, dass eine mit Östrogen kombinierte Mikropille für unter Achtzehnjährige besser ist. Aber an sich ist die sogenannte Erstlinientherapie (First-Line-Therapie) eine Gestagenmonotherapie (POP), also eine östrogenfreie Therapie. Ich halte die östrogenfreie Therapie für besser, weil sie geringere Risiken hat als die kombinierte Pille: Durch die Östrogenkombination haben die COC ein gewisses Thromboserisiko. Die Gestagenmonopräparate (POP) dürfen dagegen sogar Personen nehmen, die ein genetisches Thromboserisiko haben. Das ist wichtig zu wissen und muss von der behandelnden Ärztin beziehungsweise dem behandelnden Arzt berücksichtigt werden, weil viele Menschen Sorgen und Ängste in Bezug auf eine Hormoneinnahme und Thrombosen haben. Es gibt immer Kontraindikationen, die beachtet werden müssen, also Gründe, warum eine bestimmte Therapie nicht infrage kommt. Aber allgemein sind die Gestagenmonopräparate risikoarm. Der zweite Grund, POP zu nehmen, ist, dass auch nicht ganz klar ist, ob die Endometriose sich unter Einnahme einer kombinierten Pille, vor allem wenn diese zyklisch genommen wird (also mit Abbruchblutung), sogar weiterentwickeln kann. Dazu gibt es einige Beobachtungen. Daher bevorzuge ich eher die POP.

52 Werden meine Beschwerden automatisch schlimmer, wenn ich die Pille absetze?

Oft ist das tatsächlich so, denn wenn die Zyklen wieder auftreten, werden Endometrioseherde nach und nach wieder aktiv. Aber die genannten Maßnahmen (siehe multimodales Konzept in Frage 35) sollen helfen, dem entgegenzuwirken. Werden die Beschwerden zu schlimm, sollte über alternative Therapien in Form von lokaler hormoneller Therapie nachgedacht werden. Vielleicht reicht diese schon aus. Gerade bei Endometriose und Kinderwunsch müssen die Hormone abgesetzt werden, denn nur mit Eisprung kann auch eine Schwangerschaft eintreten. Also nur Mut, versuchen Sie es! Ansonsten sollte, wenn nach zwölf Monaten keine Schwangerschaft eingetreten ist oder die Beschwerden extrem werden, ein Endometriosezentrum beziehungsweise ein Kinderwunschzentrum aufgesucht werden. Es gibt keine Studie, die die Entwicklung von Endometrioseherden im Bauchraum zeitlich belegen kann. Dazu müssten jedes Jahr Bauchspiegelungen nur zum Nachschauen durchgeführt werden, was zwar interessant wäre, aber ethisch natürlich nicht machbar. Daher ist meine Empfehlung, bei rein multimodaler, nicht hormoneller Therapie auf die Schmerzen zu achten und regelmäßig (einmal im Jahr) nach Möglichkeit eine erfahrene Endometriosespezialistin oder einen erfahrenen Endometriosespezialisten aufzusuchen. Wünschenswert wäre, dass auch die normale Gynäkologin beziehungsweise der normale Gynäkologe die Überwachung potenzieller Endometriose begleiten könnte.

53 Welche Gestagenmonopräparate gibt es?

Es gibt

- Dienogest 2 mg (zugelassen, zahlt die Krankenkasse, Indikation Endometriose),
- Desogestrel 0,75 mg (nicht zugelassen, Off-Label Use, muss selbst gezahlt werden),
- Chlormadinon 2 mg (zugelassen, Indikation Dysmenorrhö [starke Regelschmerzen]),
- Drospirenon 4 mg (Zulassungsstudie für die Indikation Endometriose läuft, bis dahin Off-Label Use)

und auch noch andere.

54 Wie wirken Gestagenmonopräparate?

Die genannten Gestagenmonopräparate sind östrogenfreie Ovulationshemmer und führen zu einer Anovulation – es findet also kein Eisprung, keine Ovulation, mehr statt. Das ist bei Endometriose das Therapieziel, weil dann auch Blutungsfreiheit erreicht werden kann. Wenn kein Follikel heranreift, bildet das Ovar keine Östrogene, die Gebärmutterschleimhaut baut sich nicht auf und es bleibt alles ruhig. Gestagen ist aber nicht gleich Gestagen, auch wenn die Gestagene alle sehr, sehr ähnlich sind. Ihre Effektivität im Hinblick auf die Dosierung, die es braucht, um die sogenannte Umwandlung der Schleimhaut (Transformationsdosis) zu erreichen, ist unterschiedlich. Das bedeutet, dass die Schleimhaut flach bleibt. Dafür ist das Dienogest mit den 2 mg am günstigsten, d. h., mit Dienogest 2 mg kann bei vielen Betroffenen eine Amenorrhö (Blutungsfreiheit) erreicht werden. Da sind die anderen Gestagenmonopräparate in der angebotenen Dosierung etwas schwächer, was aber natürlich mit einer höheren Dosierung aufgefangen werden kann. Dennoch kommt es unter den POP gerade am Anfang trotz der Non-Stop-Einnahme (es sind 28 Tabletten im Blister) nicht selten zu Zwischenblutungen und damit sind dann gerade beim Vorliegen einer Endometriose auch Schmerzen verbunden. Das Ovar kann sich nicht »entscheiden«, ruhig zu bleiben oder doch aktiv zu werden. Die kleinen Follikel, die dann versuchen aktiv zu sein, können etwas Östrogen bilden. Das reicht, um die Schleimhaut minimal aufzubauen – die Folge ist eine Zwischenblutung. In diesem Fall muss die Dosierung kurzzeitig erhöht werden (morgens und abends je eine Tablette für maximal sieben Tage). Wenn es dann immer noch blutet, wird empfohlen, sieben Tage Pause zu machen, einmal abbluten zu lassen und dann wieder neu mit der einmal täglichen Einnahme zu beginnen. Dienogest ist in Deutschland für die Therapie der Endometriose zugelassen, die Kosten werden also von der Krankenkasse übernommen, auch wenn die Endometriose **nicht** histologisch gesichert ist – der klinische Verdacht ist ausreichend. Daher gibt es zu Dienogest mittlerweile die meisten Studien. Im Prinzip können aber auch die anderen Gestagene genommen werden. Wenn unter Dienogest beispielsweise Stimmungsschwankungen bis hin zur Depression (das kommt bei etwa 5 % vor) oder andere Nebenwirkungen auftreten, dann kann eines der anderen Gestagene ausprobiert werden.

Auf die Uhrzeit achten!

Es ist zu Beginn der Therapie mit Dienogest (und anderen Gestagenmonopräparaten) wichtig, darauf zu achten, die Tablette jeden Tag um genau die gleiche Uhrzeit einzunehmen. Gerade am Anfang, wenn der Körper sich noch umstellt, können schon zehn Minuten einen Unterschied machen und zu Unterbauchschmerzen führen. Viele vermuten dann, die Hormone wirken nicht, und wollen die Behandlung abbrechen – doch hier rate ich zu Genauigkeit und Geduld!

55 Verhüten die Gestagenmonopräparate auch?

Wenn es zu einer Anovulation kommt, es also keinen Eisprung gibt, dann verhüten die Präparate natürlich auch. **Aber** sie sind nicht alle für die Kontrazeption zugelassen. Das ist verwirrend. Es gibt, wenn die Pharmaindustrie ein Medikament auf den Markt bringt, Zulassungsstudien für bestimmte Indikationen oder »Einsatzgebiete«. Daher ist Dienogest für die Behandlung der Endometriose zugelassen, es wurde fünfzehn Monate getestet; Chlormadinon wurde für die Behandlung der Regelschmerzen zugelassen. Bei den Zulassungsstudien wurde der Verhütungsaspekt aber nicht berücksichtigt. Das hätte man theoretisch mituntersuchen können, hat man aber nicht. Diese Medikamente sind daher nur für die genannten medizinischen Indikationen zugelassen. Dass sie auch verhüten – was sie tatsächlich tun –, ist dabei quasi Nebensache. Krankenkassen übernehmen in Deutschland die Kosten für Verhütungsmittel ab einem Alter über 21 Jahren nicht, für Hormone zur Endometriosetherapie aber schon. Daher muss man sich nun überlegen, ob man sich auf die verhütende Wirkung von Dienogest und Chlormadinon verlassen möchte. Desogestrel und Drospirenon sind als östrogenfreie Ovulationshemmer zur Kontrazeption zugelassen, für die Indikation Endometriose aber nicht. Daher muss man sie wegen der sogenannten Off-Label-Indikation selbst bezahlen. Für Drospirenon laufen gerade die Studien, um die Indikation auf die Behandlung der Endometriose auszuweiten. Damit wäre es das einzige Medikament, das zur Behandlung der Endometriose und gleichzeitig zur Kontrazeption zugelassen ist.

56 Kann man auch bioidentisches Progesteron nehmen?

Der große Unterschied zwischen bioidentischen und synthetischen Hormonen ist die Bioverfügbarkeit, also wie viel des Hormons vom Körper genutzt werden kann. Die synthetischen Hormone wurden entwickelt, weil die Aufnahme von natürlichem Progesteron in das

Blut erschwert ist, wenn man es einnimmt. Es kommt quasi nicht genügend wirksames Hormon an, denn es wird schnell über die Leber abgebaut. Von den synthetischen Hormonen genügen bereits sehr geringe Dosierungen (2 oder 0,75 mg), um eine Anovulation zu erreichen. Es gibt auch bioidentische Präparate, die bioidentischen Gestagene, von denen jede Kapsel 200 mg enthält. Denn bioidentische Gestagene müssen höher dosiert werden, um im Blut eine Wirkung zu erreichen. Daher sind diese Präparate auch eher zur Zyklusunterstützung in der zweiten Zyklushälfte, bei Frühschwangerschaften oder zur Hormonersatztherapie in der Menopause zugelassen. Es wird mit ihnen keine ausreichend hohe Dosierung im therapeutischen Bereich erreicht, wie sie für eine Anovulation erforderlich ist. Aber man kann es trotzdem versuchen: Manche haben gute Erfahrungen damit gemacht; es kann auch eine Non-Stop-Einnahme probiert werden (Off-Label Use). Gerade Personen, die vielleicht schon etwas »älter« sind und deren Ovarien nicht mehr ganz so aktiv sind, können von bioidentischem Progesteron profitieren. Ein Mittelweg zwischen bioidentischem und synthetischem Progesteron ist das Dydrogesteron. Das ist ein Isomer, also mit der gleichen Struktur wie das Progesteron, aber spiegelverkehrt. Es hat die gleichen Indikationsbereiche wie bioidentisches Progesteron, es gibt zu Dydrogesteron aber eine Studie zur Behandlung der Endometriose, bei der trotz weiter bestehendem Zyklus eine gute Schmerzverringerung gezeigt werden konnte.

57 Kann man auch Progesteroncremes benutzen?

Damit habe ich persönlich keine Erfahrungen. Progesteron wird über die Haut aufgenommen, daher prinzipiell ja. Aber wie dann der therapeutische Effekt ist, kann ich nicht sagen.

58 Gibt es Alternativen zur Hormoneinnahme?

Eine gute und sinnvolle Alternative zu einer systemischen hormonellen Therapie ist die lokale hormonelle Therapie mit einer hormonfreisetzenden Spirale. Es gibt sie in unterschiedlicher Dosierung. Für die effektive Behandlung der Adenomyose macht die Spirale Sinn, die mit 52 mg Levonorgestrel beladen ist. Diese ist für die Indikation der sehr starken Blutung (Hypermenorrhö) zugelassen, d. h., sie kann auf Kassenrezept verschrieben werden. Viele Menschen mit Adenomyose haben neben den Schmerzen auch sehr starke Blutungen, daher ist bei ihnen die Indikation gegeben. Die Hormonspirale wirkt überwiegend lokal, d. h., das Hormon wird in der Gebärmutterhöhle freigesetzt. Es geht dann kaum in das Blut über; es lässt sich dort zwar nachweisen, aber in viel geringerer Konzentration als bei der Einnahme einer Tablette. Die Hormonspirale wirkt sich nicht auf den Zyklus aus. Anfangs kann es zur Bildung funktioneller Zysten (hormonbedingte Zysten am Eierstock, die nicht gefährlich sind) kommen, die meist von allein wieder verschwinden. Die Hälfte der Betroffenen ist mit dieser Spirale blutungsfrei, manche haben noch monatliche Schmierblutungen. Einige wenige haben aber leider Dauerblutungen, vor allem bei ausgeprägter Adenomyose. In solch einem Fall empfehle ich zusätzlich (im Off-Label Use) die Einnahme eines Gestagens, damit sich alles beruhigen kann. Wenn dann eine Blutungsfreiheit besteht, kann versucht werden, das Gestagen wieder abzusetzen. Die lokale Therapie, das sagt schon der Name, ist örtlich begrenzt wirksam. Daher zeigt die Hormonspirale keinen Effekt auf Endometrioseläsionen im Bauch, sondern eben nur auf die Adenomyose in der Gebärmuttermuskelwand. Zur Behandlung von Endometriosezysten beispielsweise ist sie daher ungeeignet. Selten verursacht die Spirale selbst Schmerzen oder die geringe Menge an Hormon, die in das Blut übergeht, löst Stimmungsschwankungen oder eine Depression aus. Dann kann sie leicht wieder entfernt werden.

59 Was hat es mit der Östrogendominanz als Ursache der Endometriose auf sich?

Dabei handelt es sich um einen Mythos. Es gibt Phasen am Beginn und am Ende der reproduktiven Zeit im Leben, in denen es vermehrt zu anovulatorischen Zyklen kommt. Das sind Zyklen, in denen am Ende kein Eisprung stattfindet, der herangereifte Follikel bildet aber trotzdem Östrogen. Solche Zyklen können mit Östrogendominanz einhergehen. Das kann passieren, wenn das System entweder »noch nicht so rund läuft« oder wenn es zum Ende der fortpflanzungsfähigen Zeit hin müde wird. Aber die meisten Menschen mit Endometriose haben normale Zyklen mit normalen Östrogenspiegeln, also keine Östrogendominanz. Es ist eben einfach der Zyklus der Motor für den Krankheitsverlauf der Endometriose.

60 Ist eine Hormonbestimmung bei der Diagnostik der Endometriose sinnvoll?

Nein, weil der Zyklus selbst nicht gestört ist. Die Östrogenspiegel variieren in einem relativ breiten Bereich (Range). Aus den Werten lässt sich also nicht wirklich ein Bezug zur Endometriose herstellen. Hormondiagnostik ist dann sinnvoll, wenn ein Kinderwunsch besteht und der Zyklusablauf überprüft werden soll. Es lässt sich damit untersuchen, ob die Eizellreifung stattfindet und auch ein adäquater Gelbkörper entsteht usw., wenn Verdacht auf polyzystische Ovarien (PCO-Syndrom) oder andere Zyklusunregelmäßigkeiten besteht. Auch die Anti-Müller-Hormon-Bestimmung ist dazu geeignet. Das Anti-Müller-Hormon wird in Zellen der Follikel aller Reifungsstufen gebildet und gibt einen Überblick über die Eizellreserve. Das ist auch für die Beratung wichtig zu wissen. Und natürlich kann eine Hormonbestimmung zeigen, ob die Ovarien noch aktiv sind oder ob sich bereits die Menopause eingestellt hat, wenn die Gebärmutter wegen Endometriose entfernt wurde, also keine

Menstruationsblutungen mehr stattfinden, aber dennoch wieder Schmerzen auftreten.

61 Macht eine Hormonbestimmung für die Einstellung der Therapie Sinn?

Ja. Vor allem, wenn unter einer Therapie mit Gestagenen dauerhaft und immer wieder Blutungen auftreten, finde ich eine Kontrolle gut, ob der Östrogenspiegel im therapeutischen Fenster liegt. Sind die Ovarien zu aktiv und ist in der Folge der Östrogenspiegel höher als 50 pg/ml, **kann** es zu Blutungen kommen, muss es aber nicht. Es kann aber auch zur Aktivierung von Endometrioseläsionen kommen, die Schmerzen verursachen können. Manche Betroffene brauchen aus diesem Grund dauerhaft eine höhere Hormondosierung. Aber natürlich macht solch eine Hormonbestimmung auch Sinn, um zu überprüfen, ob Östrogenspiegel unter einer Dauertherapie nicht zu niedrig ist, wenn beispielsweise die Amenorrhö (Blutungsfreiheit) schon länger als zwei Jahre besteht. Studien haben zwar gezeigt, dass die Östrogenspiegel in Bezug auf die Knochendichte nicht zu gering sind, aber eine Kontrolle schadet nicht (mehr dazu in Frage 64).

62 Ist ein zu geringer Östrogenspiegel nicht schädlich?

Östrogene sind wichtig für die Knochen, das Gehirn und das Herz-Kreislauf-System. Manchmal leiden von Endometriose Betroffene unter dem dauerhaften relativen Östrogenmangel, den die Hormontherapie bewirkt, denn ohne Ovulation ist der Östrogenspiegel im Blut natürlich niedriger. Das kann zu einer Art Hitzegefühl führen, manche spüren auch Knochenschmerzen. Wenn das auftritt, kann entweder ein Östrogengel gering dosiert auf die Haut aufgetragen werden oder man wechselt auf ein kombiniertes Präparat (COC) und versucht es damit. Manche vertragen das besser.

63 Ist eine regelmäßige Menstruation notwendig, um den Körper von Giftstoffen zu reinigen?

Nein, über die Blutungen werden keine Giftstoffe abgegeben. Die Entgiftungsmaschinen des Körpers sind die Leber und die Nieren, dort werden Giftstoffe gefiltert und abgebaut. Eine Menstruationsblutung hat allein etwas mit dem Auf- und Abbau der Schleimhaut zu tun: Nur wenn der Hormonzyklus besteht, es im Rahmen der Follikelreifung zum Aufbau der Gebärmutterschleimhaut kommt, die Eizelle nicht befruchtet wird und die Gebärmutterschleimhaut daraufhin wieder abgebaut wird, kommt es zur Blutung. Wenn es wie unter einer Hormontherapie nicht zum Aufbau der Schleimhaut kommt, braucht es auch keine Abbruchblutung. Manchmal baut sich trotz einer Hormontherapie etwas Schleimhaut auf. Wenn diese dann abblutet, kommt es zu Zwischenblutungen und es kann dabei ausgeschieden werden, was ausgeschieden werden soll. Während Schwangerschaft und Stillzeit blutet man meist auch nicht, ohne dass dies schädlich wäre.

Blutung während der Einnahme der »Pille«

Dass während der Einnahme der Pille einmal im Monat eine Blutung auftritt, ganz wie im normalen Zyklus, ist ein künstliches Design der Pharmaindustrie. Denn als die Pillen entwickelt wurden, wollten alle, dass es so aussieht, als würde ein »normaler« Zyklus bestehen. Daher gibt es die Pillenpause, denn nur mithilfe der Pillenpause ließ sich solch eine künstliche Abbruchblutung erzeugen. Dabei handelt es sich aber um eine Hormonentzugsblutung und nicht um eine echte Menstruationsblutung.

ENDOMETRIOSE: NEBENWIRKUNGEN VON HORMONEN

4

64 Beeinträchtigt die Hormontherapie meine Knochengesundheit?

Für die Knochengesundheit sind Östrogene wichtig. Weil wir mit der Hormontherapie der Endometriose einen relativen Östrogenmangel erzielen wollen, müssen wir Ärztinnen und Ärzte auch zur Knochengesundheit aufklären. Die Langzeitbeobachtungen mit Dienogest konnten zeigen, dass sich der Östrogenspiegel in dem therapeutischen Fenster bewegt, das ausreichend für die Erhaltung der Knochengesundheit ist. Dennoch zeigte sich in der Zulassungsstudie, in der das Präparat für die Behandlung von Jugendlichen getestet wurde, eine minimale Abnahme der Knochendichte. Das Präparat ist auch zur Therapie bei Jugendlichen zugelassen, dennoch bin ich bei so jungen Menschen immer etwas skeptisch und starte daher eine Therapie bei Jugendlichen zunächst mit der kombinierten Pille. Mehrere Studien haben aber auch bei Erwachsenen, die Dienogest über einen langen Zeitraum einnahmen, minimale Abweichungen von Durchschnittswerten in der Knochendichte gefunden. Dabei zeigte sich, dass das nicht bei allen, sondern nur bei einigen Untersuchten der Fall war. So ganz konnten die Studien nicht erklären, warum es bei manchen zum Abfall kam und bei anderen nicht. Der Abfall der Knochendichte fiel vor allem im ersten Jahr der Einnahme auf, später wurde er nicht stärker. Die klinische Bedeutung dieser Beobachtung ist derzeit nicht ganz klar. Bei den Studien wird darauf hingewiesen, dass die Knochendichtebestimmung keine absolute Messung darstellt, sondern störanfällig ist. Wichtiger ist die Knochenqualität und diese kann mit Sport und der Einnahme von Kalzium und Vitamin D verbessert werden. Es ist daher zu überlegen, bei der Langzeiteinnahme von Dienogest präventiv diese Maßnahmen zu beachten und aktiv zu sein, um die Knochenqualität stabil zu halten. Trotzdem rate ich zum Dexa-Scan, einer radiologischen Untersuchung der Knochendichte, die man etwa alle zwei Jahre machen kann, um frühzeitig eine Tendenz zur Abnahme der Knochenqualität zu erkennen. Denn es gibt natürlich auch ganz unabhängig von der Hormoneinnahme familiäre Belastungen und Risiken für eine Osteopenie oder sogar Osteoporose, also Knochenerkrankungen, die erkannt und behandelt werden sollten.

65 Verliere ich meine Lust auf Sexualität, wenn ich die Pille nehme?

Ein ganz wichtiges Thema, das alle beschäftigt, ist die Beobachtung, dass die Libido (also die natürliche Lust auf Sexualität) unter der hormonellen Therapie zurückgehen kann. Das höre ich leider von vielen Betroffenen. Das muss aber nicht sein, denn die Libido ist von vielen Faktoren abhängig: von der Beziehung selbst natürlich, auch von der Länge der Beziehung, von Stressfaktoren, von den Lebensumständen usw. Mit einer Verbesserung der Schmerzsituation kann sich die Libido auch durchaus wieder steigern. Trotzdem berichten Menschen mit Endometriose immer wieder, mit der Einnahme der Pille einen Libidoverlust bemerkt zu haben. Neben Placeboeffekten (positive Erwartung an ein Medikament) gibt es auch den Noceboeffekt (negative Erwartung an ein Medikament) – das sollte man wissen und auch kritisch beleuchten. Denn wir wissen aus Studien, dass der Einfluss von negativen Erwartungen an ein Medikament auf dessen Verträglichkeit ganz erheblich sein kann. An sich ist die Pille nicht neu, ihre negative Beleuchtung durch die Medien aber schon. Was sagen die Studien dazu? Sie können weder das eine noch das andere eindeutig belegen und wurden meist auch mit Versuchspersonen durchgeführt, die die Pille zur Kontrazeption genutzt hatten, also zur Verhütung. Es gibt wissenschaftliche Arbeiten, die eine Verbesserung der Libidosituation zeigen, aber auch solche, die einen eher negativen Einfluss berichten. Insgesamt ist die Datenlage dazu sehr uneinheitlich. Dennoch: Eine Metaanalyse, in der zwölf Studien beleuchtet und miteinander verglichen wurden, konnte keine signifikanten Unterschiede nachweisen.

66 Was könnte bei Libidoverlust neben der Hormonbehandlung noch eine Rolle spielen?

Es gibt eine ganze Reihe von Medikamenten, die die Libido beeinflussen können – vielleicht nehmen Sie eines oder mehrere davon. Dazu gehören beispielsweise Medikamente, die bei psychischen Erkrankungen oder Herz-Kreislauf-Problemen genommen werden, aber auch Hormone und andere Substanzen wie Histaminrezeptorblocker oder Chemotherapien.

67 Welches Hormon ist denn für die Libido zuständig?

Es gibt um den Eisprung herum einen natürlichen steilen Anstieg des Testosteronspiegels. Testosteron ist ein Androgen (männliches Geschlechtshormon), das im Eierstock gebildet wird und vor allem für die Libido zuständig ist. Der Testosteronanstieg zur Ovulation macht Sinn, weil damit der biologische Impuls zur Fortpflanzung unterstützt wird, denn wir haben, biologisch gesehen, nicht nur Sex zum Vergnügen, sondern um unserer natürlichen Aufgabe der Reproduktion nachzukommen. Da hormonelle Therapien die Ovulation verhindern, entfällt auch dieser natürliche Trigger der Lust auf Sexualität. Aber man hat ja nicht immer nur während des Zeitraums um den Eisprung herum Lust auf Sex, es muss also auch noch andere Faktoren geben. Dass das Testosteron an der Libido beteiligt ist, ist durch die Tatsache belegt, dass in den Wechseljahren, wenn die Eierstöcke nicht mehr aktiv sind und damit auch die Produktion der Sexualhormone zurückgegangen ist, eine Testosterongabe die Libido wieder verbessern kann.

68 Wie erklärt man sich den Libidoverlust unter der Einnahme von Hormonen?

Eine Verringerung des Testosterons könnte auch vor dem Erreichen der Wechseljahre die Ursache sein, wenn Libidomangel bemerkt wird. Dieser Effekt kann über verschiedene Faktoren im Zusammenhang mit der hormonellen Therapie bei Endometriose vermittelt sein: Erstens kommt es durch die Einnahme von Hormonen zu einer Erhöhung des Levels des sexualhormonbindenden Globulins (SHBG) und somit dann zu einer geringeren Konzentration an freiem Testosteron im Blut, weil das Testosteron von dem SHBG gebunden wird. Zweitens kann durch Herunterregulation der Eierstöcke die ovarielle Androgensynthese (Testosteron ist, wie gesagt, ein Androgen) vermindert sein. Drittens kann auch durch den Einfluss von antiandrogenen Gestagenen (also Gestagenen, die den Testosteronrezeptor blockieren) die Wirkung von Testosteron abgeschwächt sein. Manchmal ist dieser Effekt erwünscht, beispielsweise wenn ein zu hoher Androgenspiegel vorliegt und das störend ist, wie etwa bei polyzystischen Ovarien oder auch bei Akne. Bei Endometriose wird oft das Gestagen Dienogest eingesetzt, entweder in Form einer Monotherapie oder in kombinierten Pillen, weil es besonders gut antiproliferativ (also der Gewebevermehrung entgegen) an der Gebärmutterschleimhaut wirkt. Aber es hat auch eine antiandrogene Komponente. Es wirkt also gut gegen Endometriose, beeinflusst aber über den oben beschriebenen Wirkmechanismus eben auch die Libido. Ist das der Fall, muss abgewogen werden, ob die Libidostörung auch anders bewältigt werden kann. Es könnte beispielsweise sexualmedizinische Beratung in Anspruch genommen werden, um mögliche andere Faktoren zu erkennen und anzugehen. Auch das Verhalten kann proaktiv geändert werden: Bekanntlich kommt der Appetit beim Essen, also können Verhaltenstechniken erlernt werden, um sich anzunähern statt sich weiter voneinander zu entfernen. Natürlich ist auch ein Präparatewechsel eine Option. Im Prinzip kommt dann ein Wechsel auf eine kombinierte Pille mit einem androgenwirksamen Gestagen wie beispielsweise Levonorgestrel infrage, auch wenn dieses Gestagen generell nicht so geeignet zur Therapie der Endometriose ist, weil sich darunter oft doch Schleimhaut aufbaut.

69 Welche anderen Möglichkeiten zur Steigerung der Libido gibt es?

Andere Möglichkeiten sind libidosteigernde Medikamente. Es gibt eine Reihe von placebokontrollierten Studien, die pflanzliche Produkte (Pflanzenextrakte) untersucht haben. Dabei konnten durch die Einnahme von Maca, Ginseng, *Ginkgo biloba*, Karottensamen, Damianablättern und auch Zitronenmelisse signifikante Verbesserungen der Libido nachgewiesen werden. Der Erfolg einer direkten Gabe von Testosteron ist vor allem postmenopausal nachgewiesen. Leider zeigt sich dieser Effekt vor den Wechseljahren nicht eindeutig, sodass in dieser Phase eine Testosterongabe derzeit nicht empfohlen wird. Für Dehydroepiandrosteron (DHEA) ist die Datenlage ebenfalls nicht ausreichend: Manche Studien haben einen positiven Effekt belegt, andere wiederum nicht, aber hier scheint die vaginale Gabe von 6,25 mg pro Tag die besten Effekte zu erzielen. Zur DHEA-Applikation gibt es derzeit auch eine randomisierte kontrollierte Studie, die hoffentlich eindeutige Ergebnisse bringen wird. Ansonsten kann man zumindest die Pflanzenextrakte nach aktueller Gesetzeslage auch frei über das Internet erwerben.

70 Kann die Nutzung von Hormonpräparaten zu Haarausfall führen?

Ein weiteres Symptom, das oft bei der Einnahme von Hormonen zur Therapie der Endometriose auffällt, ist Haarausfall – warum? Ein wichtiger Wachstumsfaktor für Haare sind die Östrogene im Blut. Das sehen wir daran, dass viele Menschen während einer Schwangerschaft extrem schöne Haare haben, die nach der Geburt wieder ausfallen. Schade, aber daran erkennt man, dass der Körper wieder in den Normalzustand zurückkehrt. Ein Haarzyklus geht über drei Monate, also fallen meist nicht in der Woche nach der Geburt alle Haare wieder aus, sondern drei Monate später. Ich erkläre mir bei der Hormontherapie der Endometriose einen möglichen gewissen Haarverlust durch die geringen Östrogenspiegel im Körper, die durch die Einnahme der Hormonpräparate bewusst erreicht werden sollen. Das ist nicht mit einem pathologischen Haarausfall zu vergleichen und kann auf keinen Fall sofort auftreten, sondern frühestens mit einer Verzögerung von drei Monaten. Dazu gibt es aber kaum Studien. Androgenwirkende Gestagene hingegen können an den Testosteronrezeptor binden und so auch einen Haarausfall bewirken. Dann sollte auf ein nicht androgenwirksames Präparat gewechselt werden. Letztlich muss bei jedem Präparat der Nutzen gegen die Nebenwirkungen abgewogen werden.

71 Nehme ich durch die Hormoneinnahme zu?

Eine weitere häufige Sorge ist, dass die Einnahme von Hormonen zu einer Gewichtszunahme führen kann. Diese Sorge ist an sich unbegründet, denn die Hormone selbst bewirken keine Gewichtszunahme. Aber manche Personen neigen zur Wassereinlagerung, was durch Hormone tatsächlich noch begünstigt werden kann. So leiden auch viele Menschen vor ihrer natürlichen Menstruationsblutung dazu, leicht aufgequollen zu sein, was hormonell bedingt ist. Wassereinlagerungen in der Brust führen dann zu Spannung im Gewebe und sogar zu Schmerzen, die manchmal nur unangenehm sind, aber auch extrem werden können. Das kann vor allem am Anfang einer Behandlung mit Hormonen auftreten, gibt sich aber meist mit der Zeit. Der Körper braucht etwas Zeit, um sich an die Hormontherapie zu gewöhnen – geben Sie deshalb bitte nicht zu schnell auf, denn die Hormontherapie ist ja wegen Ihrer Endometriose medizinisch indiziert. Meistens gibt sich die Neigung zu Wassereinlagerungen nach acht bis zwölf Wochen wieder. Insgesamt kann der Körper aber 2 l mehr Flüssigkeit im Gewebe haben als ohne Pille, das bedeutet dann 2 kg mehr. Sollte das ein großes Problem für Sie sein, kann überlegt werden, eine COC oder POP mit dem von Aldosteron abstammenden Hormon Drospirenon zu nehmen. Es regt die Wasserausscheidung über die Niere an und kann daher ganz leicht entwässernd wirken. Manche beobachten aber auch eine vermehrte Wassereinlagerung in den Beinen. Das ist meist durch Pillen mit Östrogenkombination bedingt; dagegen helfen Bewegung, Aqua Fitness oder auch ein Wechsel auf östrogenfreie Pillen, die bei Endometriose sowieso bevorzugt genommen werden sollten. Auch ein geänderter Appetit kann natürlich zu Gewichtszunahme führen. Mehr Kalorien – mehr Gewicht, da bleibt nur Sport und weniger zu essen.

72 Wirkt sich die Einnahme von Hormonen auf meine Stimmung aus?

Die Beeinflussung der Stimmung oder gar die Entwicklung einer Depression durch die Hormoneinnahme macht besonders vielen Menschen Sorge. Dieses Thema ist genauso kontrovers diskutiert wie die Beeinflussung der Libido durch die Hormone. Es gibt Studien, die zeigen, dass die Stimmung mit der Pille sogar besser wird. Für diese Studien wurden aber meist Personen ausgewählt, die die Pille zur Verhütung eingenommen haben. Da gibt es natürlich auch solche, die vermutlich durch den sicheren Verhütungsschutz sorgenfrei ihr Sexualleben genießen können – und eine zufriedene Beziehung und Verliebtheit heben bekanntlich die Stimmung. Eine Datenerhebung aus Dänemark gab seinerzeit Anlass zur Sorge, dass die Stimmung bei einer Hormoneinnahme generell schlechter wird, vor allem bei Jugendlichen, die die Pille genommen hatten, und sogar eine erhöhte Selbstmordrate wurde beobachtet. Beim Studiendesign und bei der Interpretation der Ergebnisse wurde dabei aber nicht berücksichtigt, dass Menschen in der Pubertät generell sehr vulnerabel und emotional instabil sind. Gerade die Aufnahme von neuen Beziehungen und Sexualität führt in diesem Alter häufig zu emotionalen Krisensituationen – ganz unabhängig von einer möglichen Hormoneinnahme. Der Vergleich mit Jugendlichen, die keine Verhütungsmittel nahmen, ist insofern schwierig, als diese eben noch »geschützter« und kindlicher waren und sich somit die Lebensumstände vermutlich doch erheblich unterschieden. Deshalb konnte die psychische Situation kaum miteinander verglichen werden. Untersuchungen zur medizinischen Hormontherapie und zu deren Auswirkung auf die Psyche bei Endometriose gibt es leider nur wenige. Man muss dabei grundsätzlich unterscheiden zwischen medizinischer Indikation und Einnahme nur zur Verhütung. Nun wissen wir aber auch, dass Depressionen als solche häufiger sind als allgemein angenommen: Zwei von hundert Frauen haben eine depressive Verstimmung beziehungsweise eine manifeste Depression. Bei chronischer Endometriose und vor allem chronischen Schmerzen entwickelt sich zudem oft auch eine reaktive Depression. Das gilt es immer mitzuberücksichtigen. Dennoch muss man vorsichtig sein, denn die Zulassungsstudie mit Dienogest zeigte als Nebenwirkung auch eine Depressionsrate von 5 % an. Dass Gestagene stimmungsstörend wirken und im schlimmsten Fall eine Depression auslösen können, zeigt auch der natürliche Zyklus: Mindestens 15 % der Menstruierenden leiden unter dem prämenstruellen Syndrom, das ebenfalls durch Gestagen bedingt ist und dessen Therapie die kombinierte Pille ohne Einnahmepause ist, um die Hormonschwankungen zu vermeiden. Man sollte also achtsam sein, die Umstände müssen gleichzeitig aber auch immer berücksichtigt werden. Bitte schieben Sie nicht alle Stimmungsveränderungen auf die Hormone, sondern überlegen Sie auch, was sonst verbessert werden könnte, was andere Ursachen sein können usw. Denn Sie nehmen die Hormone nicht zur Verhütung, sondern zur Therapie Ihrer Endometriose.

Einfluss von Schmerzen auf die Stimmung

In einer kürzlich an unserem Endometriosezentrum durchgeführten Studie konnten wir keinen Zusammenhang zwischen dem Vorliegen einer psychischen Erkrankung und einer Hormonbehandlung im Allgemeinen oder der Anwendung verschiedener Hormonpräparate finden. Gleichzeitig lag aber ein Zusammenhang zwischen chronischen Unterbauchschmerzen und dem Vorliegen einer psychischen Störung vor. Mit diesem Ergebnis kann ein negativer Effekt von Hormonpräparaten auf die Stimmung selbstverständlich nicht für alle Menschen ausgeschlossen werden. Dennoch zeigt es, dass der Effekt von Schmerzen deutlich größer ist. Für viele Menschen mit Endometriose kann eine Hormontherapie auch sehr entlastend und wohltuend sein, wenn sie die Schmerzen ausreichend verringert.

73 Was kann man bei depressiven Verstimmungen in Zusammenhang mit dem Hormonpräparat tun?

Andere Ursachen für psychische Belastungen auszuschließen, ist natürlich ganz besonders wichtig. Gerade in den letzten Jahren waren die Lebensumstände für viele Menschen extrem. Wenn ich in meiner Sprechstunde genauer nachgefragt habe, gab es neben einer Hormoneinnahme oft noch andere Ereignisse, die sich auf die Stimmung ausgewirkt haben: Jobverlust, Einsamkeit, Zukunftsängste – unsere Gesellschaft ist mit vielen Problemen konfrontiert. Suchen Sie sich Hilfe zur Analyse der Situation; ggf. ist es hilfreich, eine Psychotherapie zu beginnen. Sprechen Sie Ihre veränderte Stimmung unbedingt beim Gespräch mit der Ärztin oder dem Arzt an, die oder der Sie wegen der Endometriose behandelt! Hängt der Stimmungswechsel klar mit der Einnahme der Gestagene zusammen, dann kann zu dem reinen Gestagen eine geringe Dosierung Östrogen dazugegeben werden. Dafür würde man entweder auf eine kombinierte Pille wechseln oder Östrogen über die Haut zugeben. Ein Wechsel auf beispielsweise Chlormadinon oder Desogestrel kann ebenfalls helfen, weil diese Präparate oft besser vertragen werden als Dienogest. Auch eine leichte antidepressive Therapie könnte eine Option sein.

74 Dürfen Hormone bei bekannter Depression gegeben werden?

Ja. Eine Metaanalyse konnte keine generelle Verschlechterung einer bekannten Depression in Abhängigkeit von einer Hormontherapie belegen. Aber natürlich muss man achtsam sein, sollte dies mit den behandelnden Kolleginnen und Kollegen abstimmen und ggf. auch eine medikamentöse Therapie der Depression anpassen. Vor allem sollte auf mögliche Wechselwirkungen der Medikamente geachtet werden.

75 Wie hoch ist das Thromboserisiko bei der Hormonbehandlung?

Ein Risiko für Thrombosen bergen vor allem die kombinierten Pillen. Es gibt sehr viele und sie unterscheiden sich in ihrer Kombination mit unterschiedlichen Gestagenen verschiedener Generationen. In Tabellen kann das Risiko für die unterschiedlichen Kombinationen nachgelesen werden. Wichtig ist bei der Gabe einer kombinierten Pille, die Risikofaktoren zu beachten: Gibt es beispielsweise absolute Kontraindikationen wie eine abgelaufene Thrombose oder familiäre Thrombosen, dann sollte ein sogenanntes Thrombophilie-Screening durchgeführt werden, denn eine solche Veranlagung ist oft erblich. Mögliche Symptome sind Migräne mit Aura (Gesichtsfeldstörungen und Sehstörungen) und Bluthochdruck, um nur einige zu nennen. Dann darf eine kombinierte Pille **nicht** eingenommen werden. Es gibt auch relative Risiken wie Übergewicht, Rauchen und das Alter. Diese Faktoren beeinflussen den Blutgefäßstatus und damit das mögliche Thromboserisiko. Ab einem Alter von 35 Jahren muss kritisch beleuchtet werden, ob die kombinierte Pille genommen werden darf oder nicht – wohlgemerkt, es geht hier um die medizinische Indikation bei Endometriose, nicht um Verhütung. Bei einem Alter von über 35 Jahren, Übergewicht und/oder Rauchen ist ebenfalls davon abzuraten. Alternativ gibt es die Gestagenmonopräparate, die ein kaum erhöhtes Thromboserisiko haben. Beispielsweise darf Desogestrel auch nach stattgehabter Thrombose genommen werden. Die Gestagenmonopräparate bevorzugen wir, wie gesagt, sowieso als Erstlinientherapie. Noch geeigneter als das Desogestrel ist die lokale hormonelle Therapie mit Levonorgestrel.

ENDOMETRIOSE: OPERATIVE THERAPIE

5

76 Was tun, wenn alle anderen Maßnahmen nicht gegen die Schmerzen helfen?

Dann ist der Zeitpunkt gekommen, um über eine invasive (operative) Therapie nachzudenken, also eine Operation. Wenn bislang die Endometriose klinisch vermutet und behandelt wurde, dann steht nun die Laparoskopie (Bauchspiegelung) an. Denn vor allem die persistierenden (andauernden), dann überwiegend azyklischen Schmerzen deuten in diesem Fall auf Bauchfellendometriose hin, die Beschwerden verursacht.

77 Wie läuft eine Bauchspiegelung ab?

Die Bauchspiegelung ist ein operativer Eingriff, der in Vollnarkose durchgeführt wird. Man geht mit einer kleinen Kamera durch den Bauchnabel in den Bauch hinein und kann so die Genitalorgane ansehen. Darüber hinaus sollte ein Rundumblick erfolgen, auch in den Oberbauch, da theoretisch auch Endometrioseherde am Zwerchfell oder an anderen Darmabschnitten sitzen können. Dann wendet man sich dem kleinen Becken zu und das Bauchfell auf der Blase und hinter der Gebärmutter kann genau inspiziert werden. Wenn sich dort nun Endometrioseläsionen finden, kann direkt während der Laparoskopie das Bauchfell an der Stelle entfernt werden. Keine Sorge – es wächst wieder nach. Es werden dafür im Unterbauch zwei oder drei 5 mm große weitere Einstiche gemacht, über die dann die Instrumente in den Bauch gelangen, mit denen gearbeitet werden kann. Ich empfehle, eine hormonelle Therapie mindestens zwei Monate vor dem Eingriff abzusetzen, damit auch kleine Herde gesehen werden, die sonst inaktiv wären. Es herrscht eine stetige Diskussion, ob die Verödung solcher Herde ausreichend ist oder ob sie herausgeschnitten werden sollten. Dazu gibt es einige wenige Studien, die meiner Meinung nach aber nicht ausreichend sind. In unserem Zentrum werden die Herde in der Regel entfernt, weil wir wissen, dass um die Herde herum viel entzündetes Gewebe liegt und vor allem auch diese Entzündung Schmerzen verursacht, die unter einer hormonellen Therapie weiterhin bleiben. Außerdem kann man bei einer reinen Verödung nicht einschätzen, wie tief die Herde in das Gewebe einwachsen, sodass man dann im schlimmsten Fall nur die »Spitze des Eisbergs« verödet, aber der Hauptbefund in der Tiefe liegt. Das ist natürlich operativ nicht nur aufwendiger, sondern auch risikoreicher, denn es könnte dabei beispielsweise der Harnleiter verletzt werden. Wir haben mit diesem Vorgehen aber sehr gute Erfahrungen gemacht und ich bin überzeugt, dass, wenn schon eine Operation durchgeführt wird, diese auch den größtmöglichen Nutzen haben sollte. Idealerweise soll nur einmal operiert werden und nicht – und das ist oft bei inkompletter Operation (also bei Verödung) der Fall – nach zwei Jahren wieder über eine Operation diskutiert werden müssen. Mit diesem Vorgehen haben wir nicht nur eine gute Schmerzreduktion, sondern auch eine geringe Rezidivrate (Rate des Wiederauftretens) erreicht.

78 Tut eine Bauchspiegelung sehr weh?

Eine Laparoskopie ist ein sogenannter minimalinvasiver Eingriff. Aber natürlich wird bei dieser Schlüssellochtechnik trotzdem richtig operiert und es gibt eine Wundfläche im Bauch. Gerade Personen mit Endometriose, die jahrelang Schmerzen erleben mussten, haben oft eine zentrale Schmerzsensitivierung (siehe Frage 43). Daher beobachten wir, dass der Schmerzmittelverbrauch auch unter der Narkose erhöht ist. Deshalb sollte Wert auf eine gute Schmerzversorgung vor, während und nach der Operation gelegt werden. Fragen Sie das Zentrum, in dem Sie operiert werden sollen, was es dort für Konzepte zur Schmerzversorgung gibt. Denn das Risiko, dass Schmerzen auch nach guter und sorgfältiger Operation bestehen bleiben, liegt bei 10 bis 25 %. Wenn wir uns Studien anschauen, die es zu anhaltenden Schmerzen nach einer Operation, beispielsweise nach Gebärmutterentfernungen, gibt, dann wird dort als ein wesentlicher Risikofaktor starker postoperativer Schmerz angegeben. Daher ist ein gutes Schmerzmanagement vor und nach der Operation wichtig, um das Schmerzgedächtnis nicht zu befeuern. Scheuen Sie sich nicht, das einzufordern.

79 Wie schnell kann ich nach einer Bauchspiegelung wieder arbeiten?

Inwieweit Sie nach der Operation körperlich eingeschränkt sind, hängt natürlich vom Ausmaß der Operation ab. Es gibt auch durchaus sehr große Operationen bei Endometriose. Meist ist man nach zwei Wochen aber wieder so fit, dass zumindest leichte körperliche Arbeiten oder Büroarbeit ausgeführt werden können.

80 Brauche ich nach der Bauchspiegelung trotzdem weiter eine Hormontherapie?

Wir raten nach der Operation, wenn kein Kinderwunsch verwirklicht werden soll, zu einer erneuten hormonellen Therapie zur Rezidivprophylaxe (zum Schutz vor dem Wiederauftreten). Wenn vor der Operation schon einige Präparate probiert wurden und beispielsweise Unverträglichkeiten bestehen, legen wir auch oft am Ende der Operation eine Hormonspirale ein, damit bei Entfernung der Herde im Bauch die Gebärmutter trotzdem weiter behandelt wird. Möglicherweise hilft das auch, die Rezidive zu vermeiden, aber dazu gibt es keine gesicherten Studien. Wenn Kinderwunsch besteht, ist nach solch einer Operation, bei der wir auch immer anbieten, die Eileiterdurchgängigkeit zu prüfen, ein guter Zeitpunkt, um zu versuchen, schwanger zu werden.

81 Was ist eine Anschlussheilbehandlung (AHB)?

Es ist ungemein wichtig, die Zeit nach solch einer Operation mit der Bestätigung der Diagnose auch zur Auseinandersetzung mit dieser Diagnose zu nutzen. Wir haben in Deutschland die Möglichkeit, Betroffene nach operativer Therapie zu einer sogenannten Anschlussheilbehandlung (AHB) zu schicken. Diese AHB findet innerhalb von zwei Wochen nach Entlassung aus dem Krankenhaus in für Endometriosebehandlung zertifizierten Reha-Zentren statt. Dort gibt es die Möglichkeit der individuellen Beratung zu Ernährung, Physiotherapie und komplementären Verfahren, zu Gruppengesprächen, psychologischen Einzelgesprächen, Beratung zur Arbeitsplatzsituation usw. Dies macht, vor allem wenn chronische Schmerzen im Vordergrund stehen, auch dann Sinn, wenn die Operation nicht unbedingt so groß war. Dieses Angebot wird leider oftmals vernachlässigt, wenn es sich »nur« um minimale Endometriose handelt! Fragen Sie danach, es steht Ihnen zu. Es ist wichtig, dass Sie einen guten Weg aus der Schmerzsituation finden, eventuell komplementäre Verfahren kennenlernen, Schmerzbewältigungsstrategien erlernen, Selbstachtsamkeit umsetzen usw. Wir bieten das bei allen Operationen an und bisher hatten wir nur selten ein Problem mit der Kostenübernahme durch die Krankenkassen. Die AHB kann normalerweise vom Sozialdienst der Klinik beantragt werden.

82 Kann ich nicht einfach meine Gebärmutter entfernen lassen und bin geheilt?

Das ist eine häufig gestellte Frage. Und sie ist auch naheliegend, denn die Gebärmutter ist Zentrum des Geschehens um die Endometriose und meist auch selbst von Adenomyose betroffen. Ist die Familienplanung abgeschlossen und/oder greifen hormonelle Therapien nicht mehr, kann die Entfernung der Gebärmutter eine sinnvolle Option sein. Aber leider gibt sie keine Garantie dafür, dass die

Endometriose nicht wiederkommt oder die Beschwerden komplett verschwinden, denn die Gebärmutter hat nichts mit der Hormonbildung zu tun. Das ist Aufgabe der Eierstöcke, die aber bei einem Alter unter 45 Jahren auf jeden Fall belassen werden, denn die Östrogene sind wichtig für die Knochen, für das Gehirn und auch für das Herz-Kreislauf-System. Daher bleibt trotz Gebärmutterentfernung der Zyklus bestehen und damit können auch mikroskopisch kleine Endometrioseherde weiterwachsen oder erneut Zysten an den Eierstöcken entstehen. Das Rezidivrisiko ist nach einer Gebärmutterentfernung zwar deutlich vermindert, weil keine Zellen aus der Gebärmutter selbst in den Bauchraum gelangen, aber ich kenne nicht wenige Betroffene, bei denen die Endometriose trotzdem zurückgekommen ist. Daher meine ich, dass eine Gebärmutterentfernung nur eine Option ist, wenn die Familienplanung sicher abgeschlossen ist. Nicht selten wird diese Entscheidung aus dem Druck heraus getroffen, die Beschwerden endlich loszuwerden, und manche »opfern« lieber ihre Gebärmutter, als die Schmerzen weiterhin zu ertragen. Wenn diese Personen sich aber eigentlich Kinder wünschen, kann das große seelische Schäden verursachen, vor allem dann, wenn die erhoffte Schmerzlinderung nicht eintritt. Nicht selten wird diese Entscheidung auch bereut. Stimmt aber die Indikation und ist das eine gereifte Entscheidung, ist diese Option natürlich eine Überlegung wert.

83 Sollte die Gebärmutter ganz oder nur teilweise entfernt werden?

Manche Zentren bieten die subtotale Hysterektomie mit an, die sogenannte laparoskopisch assistierte suprazervikale Hysterektomie (LASH). Dabei wird der Gebärmutterhals belassen und nur der Korpus, der Gebärmutterkörper, wird abgenommen. Dahinter steckt der Wunsch, die Integrität des Beckenbodens nicht zu verletzen, und es wird angenommen, dass der Gebärmutterhals selbst kein Problem darstellt. Das ist beispielsweise eine gute Option, wenn der Gebärmutterkörper von Myomen (gutartigen Muskelknoten) betroffen ist. Bei Adenomyose kann das theoretisch auch gemacht werden, weil auch bei ihr angenommen wird, dass das Problem im Gebärmutterkörper und nicht im Gebärmutterhals sitzt. In meinem Endometriosezentrum sehe ich aber leider nicht selten Personen, die nach einer LASH weiter Schmerzen im belassenen Gebärmutterhals haben und manchmal sogar weiter bluten, die noch Endometriose haben oder bei denen tief infiltrierende Herde wachsen. Daher rate ich im Fall der Fälle immer eher zu einer totalen Hysterektomie. Denn wenn der Gebärmutterhals später doch noch entfernt werden muss, wäre diese zusätzliche Operation wiederum mit Risiken verbunden. Ein Vorteil der totalen Hysterektomie ist außerdem, dass die Gebärmutter während der Operation über die Scheide komplett herausgezogen werden kann, also nicht im Bauch zerkleinert werden muss, sodass auch kein Adenomyoserest verstreut würde, der andernorts anwachsen könnte. Wenn der Gebärmutterhals weg ist, besteht zudem kein Risiko von Gebärmutterhalskrebs mehr. Dass der Beckenboden durch eine komplette Gebärmutterentfernung geschädigt wird, ließ sich übrigens in keiner Studie zeigen. Im Gegenteil, die sexuelle Zufriedenheit steigt, wenn schmerzfreier Sex nach einer totalen Gebärmutterentfernung wieder möglich ist. Daher sehe ich das Belassen des Gebärmutterhalses kritisch und möchte lieber, dass die Betroffenen nur eine einzige Operation ertragen müssen.

84 Kann die Gebärmutter auch schon bei jungen Menschen entfernt werden?

Immer häufiger wird auch schon in jungen Jahren nach der Gebärmutterentfernung gefragt, vor allem, wenn eine schwere chronische Schmerzsituation vorliegt, also Dauerschmerzen. Manche junge Betroffene könnten denken, dass ich ihnen »die Lösung« verwehren möchte, wenn ich davon abrate. Daher betone ich an dieser Stelle noch einmal, dass bei chronifizierter Schmerzsymptomatik auch trotz Gebärmutterentfernung nach der Operation oft keine Schmerzfreiheit erreicht wird, vor allem, wenn die Ovarien belassen werden und daher dann auch weiterführende Hormontherapien erforderlich sind. Manchmal fordern die Betroffenen dann auch: »Nehmen Sie doch alles raus!« Eine Komplettoperation wäre tatsächlich die Lösung für das Schmerzproblem. Sie wäre allerdings mit Risiken für die Knochen, das Gehirn und das Herz-Kreislauf-System verbunden und ist deshalb nicht mit der Physiologie vor den Wechseljahren vereinbar. Es würde sich aller Wahrscheinlichkeit nach eine Reihe anderer Probleme einstellen. Um entsprechende Risiken abzupuffern, müssen wir sogar Östrogene substituieren (bei Endometriose immer auch in Kombination mit Gestagenen). Erst ab einem Alter von 45 Jahren kann abgewogen und eventuell auf eine hormonelle Substitution verzichtet werden. Generell raten wir aber bis zum 50. Lebensjahr zur Hormonersatztherapie, um einer Demenz vorzubeugen, die klar mit einem Östrogenmangel verknüpft ist.

ENDOMETRIOSE: SCHWANGERSCHAFT

6

85 Verdacht auf Endometriose: Wie groß ist die Chance, schwanger zu werden?

Wenn das Schwangerwerden länger als zwölf Monate erfolglos versucht wurde (das bedeutet aber auch, in dieser Zeit regelmäßig Geschlechtsverkehr oder Inseminationen gehabt zu haben), ist das auffällig und bei Verdacht auf Endometriose sollte genauer untersucht werden. Auch in diesem Fall empfehle ich die Bauchspiegelung. Es sollten dabei alle sichtbaren Herde entfernt werden, denn wir wissen aus schon recht alten Studien, dass die Bauchfellflüssigkeit von Menschen mit Endometriose entzündliche Substanzen enthält, die die Beweglichkeit und andere Eigenschaften der Spermien beeinträchtigen. Das heißt, selbst wenn die Schmerzen nicht im Vordergrund des Beschwerdebilds stehen sollten, ist in dieser Situation die Entfernung der Endometriose sinnvoll, um das entzündliche Milieu zu verbessern. Zudem sollte natürlich auch die Eileiterdurchgängigkeit geprüft werden. Dazu wird ein kleiner Schlauch in die Gebärmutter gelegt, durch den eine blaugefärbte Lösung gegeben wird. Mithilfe der Kamera im Bauch sieht man sehr schön, wie die blaue Farbe auf der anderen Seite aus den Eileitern austritt. Aber nicht nur das: Mit dieser Technik kann auch beurteilt werden, ob die Eileiter eventuell durch Entzündungen in ihrer Funktion eingeschränkt sind. Dabei reicht der alleinige Farbaustritt nicht, die Eileiter sollten auch frei beweglich sein. So wird dann auch eingeschätzt, ob eine natürliche Empfängnis möglich ist (Dazu ist natürlich auch die Prüfung der Spermienqualität wichtig, die parallel in Kinderwunschzentren durchgeführt werden kann). Diese Einschätzung hängt von vielen Faktoren ab: Wichtig sind das Alter, die Dauer des Kinderwunsches, die Spermienqualität und das Endometriosestadium – es ist komplex. Aber im Allgemeinen gibt es bei guter Spermienqualität, offenen, funktionsgeprüften Eileitern und erfolgter Endometriosesanierung eine reelle Chance auf eine natürliche Schwangerschaft. Sollten die Eileiter verschlossen, die Spermienqualität nicht gut, das Alter zu hoch sein, wäre eine Vorstellung im Kinderwunschzentrum zur Beratung und Planung des weiteren Vorgehens möglich.

86 Wie erhöhe ich bei Endometriose meine Chance, schwanger zu werden?

Warten Sie nicht zu lange! In unserer heutigen Gesellschaft ist das Alter, in dem die Familienplanung startet, deutlich höher als früher. In den 1970er-Jahren bekam man das erste Kind noch um das 20. Lebensjahr, heute ist es um das 30. Lebensjahr oder später. Das ist aber nicht das physiologisch günstigste Alter, um schwanger zu werden, denn mit den Jahren nehmen die Anzahl und die Qualität der Eizellen ab. Ich sehe Menschen, die bereits 38 Jahre alt sind, mit Endometriose vorstellig werden und auf die Frage, wie es mit der Familienplanung aussieht, antworten: »Ja, unbedingt, aber jetzt

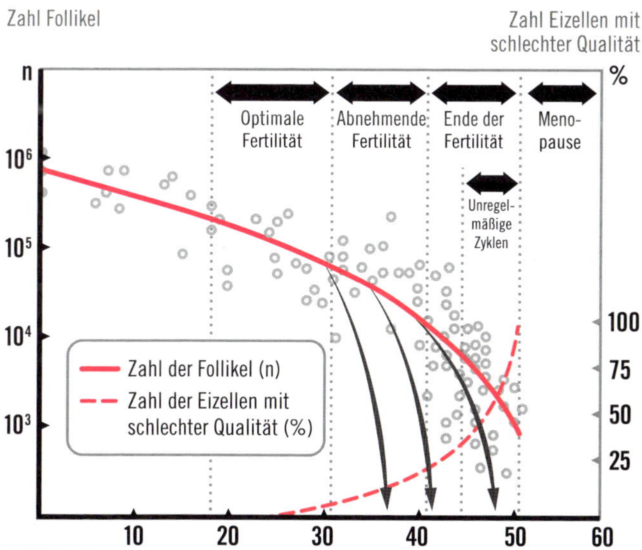

Mit dem Alter abnehmende Fertilität Alter (Jahre)

Mit dem Alter abnehmende Fertilität

noch nicht.« Auch wenn sehr viele Menschen mit Endometriose sich im Prinzip keine Sorgen machen müssen, nicht schwanger werden zu können – um herauszufinden, ob es klappt, muss man es auch mal versucht haben! Natürlich gibt es zum Glück auch die Kinderwunschexpertinnen und -experten. Gerade bei künstlicher Befruchtung spielen aber Eizellanzahl und -qualität ebenfalls eine große Rolle. Daher zahlen die Krankenkassen in Deutschland reproduktionsmedizinische Maßnahmen nur bis zum 40. Lebensjahr, weil danach die natürliche Rate an Fehlgeburten hoch ist.

Was Sie noch tun können

- Eileiterdurchgängigkeit prüfen lassen
- Spermienqualität prüfen lassen
- eine Beratung in einem Kinderwunschzentrum in Anspruch nehmen
- multimodale Therapie mit Yoga und Ernährungsumstellung ausprobieren
- fertig zusammengestellte Nahrungsergänzungsmittel wie Fertilovit Endo oder female balance, ergänzt durch Omega-3-Fettsäuren, einnehmen

---

87 Was passiert mit der Endometriose während einer Schwangerschaft?

Die Schwangerschaft ist an sich eine optimale Zeit beim Vorliegen einer Endometriose, weil kein Zyklus besteht. Das ist wie eine natürliche hormonelle Therapie, meist kommen die Beschwerden dann auch zur Ruhe. Selbst ein schweres chronisches Schmerzsyndrom bessert sich oft, viel langsamer als mit hormoneller Therapie zwar und möglicherweise nicht bis zu kompletter Schmerzfreiheit, aber die Schmerzlinderung ist spürbar. Noch besser ist allerdings die Stillphase, in der oft noch Blutungsfreiheit besteht. Solange Sie voll stillen, ist der Organismus noch nicht wieder auf »Fortpflanzung« eingestellt, denn das »Junge« muss versorgt werden – ein natürlicher Schutz vor der Endometriose. Daher ist Stillen die beste physiologische Therapie. Man kann sie mit der Anwendung von GnRHa (siehe Frage 107) vergleichen, den Auslösern der sogenannten künstlichen Wechseljahre. Bei manchen Betroffenen hält der Effekt der langen »Therapiezeit« (das sind ja meist mindestens fünfzehn Monate: neun Monate Schwangerschaft und sechs Monate Stillzeit) nach dem Abstillen noch etwas an, aber sobald der Zyklus wieder einsetzt, setzen auch die Schmerzen wieder ein. Daher ist eine gute Empfehlung, noch während der Stillzeit mit der Stillpille (Desogestrel) anzufangen oder eine lokale hormonelle Therapie (Spirale) zu starten, damit der Zyklus beziehungsweise die Blutung gar nicht erst wieder aktiv wird oder einsetzt.

88 Schwanger mit Endometriose – was ist bei der Geburt zu beachten?

Mehr und mehr Daten deuten darauf hin, dass bei ausgedehnter Adenomyose das Fehlgeburtsrisiko erhöht ist und auch das Risiko anderer Komplikationen bei Endometriose/Adenomyose größer ist. So ist die Rate an Frühgeburten sowie von Plazentationsstörungen (gestörte Andockung des Mutterkuchens) leicht erhöht. Dazu sind aber weitere Studien erforderlich. Dennoch stellt sich für manche Betroffene die Frage, wie entbunden werden sollte. Ihnen kann ich nur raten, sich in der entsprechenden Wunschklinik vorzustellen und die Endometriose aktiv anzusprechen. Erfahrene Geburtshelferinnen und Geburtshelfer kennen sich in der Regel damit aus und wissen, wann ein Kaiserschnitt anzuraten ist und wann eine natürliche Geburt versucht werden kann.

89 Mir wurde eine künstliche Befruchtung empfohlen. Was ist das?

Der medizinische Begriff heißt In-Vitro-Fertilisation (IVF) – also etwa »Befruchtung im Glas«. Das Vorgehen ist gleich wie bei Medical Freezing (siehe Frage 98), nur dass nach der Eizellentnahme die Eizellen mit Spermien zusammengebracht werden und ein Spermium dann eine Eizelle befruchtet. Die befruchteten Eizellen werden kultiviert, gern lässt man sie zu sogenannten Mehrzellstadien heranreifen (Blastozystenkultur). Die Blastozyste wird dann etwa am dritten bis fünften Tag in die Gebärmutter eingesetzt. Bei einer sogenannten intrazytoplasmatischen Spermieninjektion (ICSI) wird ein Spermium mit einer Mikropipette direkt in die Eizelle hineingegeben. Das wird vor allem dann gemacht, wenn die Spermienfunktion stark eingeschränkt ist. Einer künstlichen Befruchtung geht fast immer eine Hormonbehandlung voraus, um die Follikelbildung zu stimulieren.

90 Zahlt die Krankenkasse eine künstliche Befruchtung bei Endometriose?

Endometriose ist eine in Deutschland anerkannte Indikation für eine künstliche Befruchtung. Dennoch muss die Hälfte der Kosten von Maßnahmen zur künstlichen Befruchtung selbst getragen werden. Dazu kommen noch diverse Extras, die oft sehr sinnvoll, aber teuer sind. Bei drei Versuchen besteht zusammengenommen eine Schwangerschaftschance von 50 % und mehr Versuche zahlen die Krankenkassen nicht. Bei den meisten Kassen muss das Paar für eine Teilübernahme der Kosten verheiratet sein.

91 Verschlechtert sich meine Endometriose durch eine künstliche Befruchtung?

Diese Sorge ist zum Glück unbegründet, wie eine Studie aus dem Jahr 2016 zeigen konnte. In der Studie wurden 102 Frauen mit Endometriose und 104 ohne Endometriose prospektiv über die Behandlungszeit beobachtet und ihre Beschwerden (Regelschmerzen, Schmerzen im Zusammenhang mit dem Geschlechtsverkehr, chronische Unterbauchschmerzen und viele weitere Beschwerden) in ihrer Entwicklung unter solch einer Therapie beobachtet. Interessanterweise, auch wenn man es anders erwarten könnte, gab es keine signifikante Verschlechterung der Symptome unter der IVF-Therapie. Aber wie beeinflusst sie die Herde selbst? In der klinischen Beobachtung findet man auch da keine Verschlechterung der Situation. Während der Stimulationszeit kommt es zwar zu deutlich erhöhten Östrogenspiegeln (weil so viele Follikel auf einmal stimuliert werden), aber dies ist nur kurzzeitig, die Anzahl der Zyklen verändert sich mit der Behandlung nicht. Daher zeigt die klinische Beobachtung kaum einen Effekt. Mein Rat ist, solch eine Hormonstimulation konsequent durchführen zu lassen, wenn es die Empfehlung dafür gibt. Natürlich können mit der Zeit die Schmerzen wieder stärker werden, eventuell ist auch mal eine Pause nötig. Aber sofern es sich auf drei Versuche beschränkt, spricht nichts dagegen. Wir empfehlen sogar oftmals bei schwerer Endometriose die direkte IVF-Behandlung, vor allem, wenn wenige Beschwerden vorliegen, statt komplexe Operationen vorzunehmen. Aber das ist immer individuell zu entscheiden.

ENDOMETRIOSE: SPEZIELLE FORMEN DER ERKRANKUNG

7

92 Wie ist das Vorgehen bei Verdacht auf Endometriosezysten?

Etwa 10 % der von Endometriose betroffenen Menschen haben Endometriosezysten, die sich im Ultraschall ziemlich gut diagnostizieren lassen. Bei sogenannten Endometriomen handelt es sich um im Ultraschall typisch aussehende, mit echogener (dichtereicher) Flüssigkeit gefüllte, glatte Zysten, die sich im Ovar (Eierstock) bilden. Man kann sich das wie eine Orange vorstellen, wobei die Schale das Ovar ist und das Fruchtfleisch die Zyste. Manchmal ähneln diese Zysten im Ultraschall aber auch einfachen eingebluteten Funktionszysten, die immer mal wieder vorkommen können, aber auch wieder von allein verschwinden. Daher sollte nicht zu vorschnell gehandelt werden, denn funktionelle Zysten sollten nicht operiert werden, wenn es nicht unbedingt sein muss. Lange Zeit war das Vorgehen bei Endometriosezysten die baldige Operation, denn mit der Operation konnte eine histologische feingewebliche Untersuchung stattfinden. Und nur durch diese konnte früher ausgeschlossen werden, dass es sich um bösartige Zysten handelt, die auch am Eierstock vorkommen können. Mittlerweile konnten aber sehr gute Differenzierungskriterien definiert werden, mit denen eine relativ klare Zuordnung (gutartig/bösartig) bereits mit dem Ultraschall möglich ist. Zusätzlich gibt es noch Blutmarker (Ca-125 und HE4), die helfen, die Befunde ohne beziehungsweise vor einer eventuellen Operation zu interpretieren. Zysten am Eierstock beunruhigen meistens. Verständlicherweise kommt dann sofort die Angst, sie könnten bösartig sein. Daher ist eine gründliche Diagnostik so wichtig; aus demselben Grund wurde früher auch großzügig operiert. Aber das operative Entfernen von Endometriomen hat auch seine Nachteile und muss gut überlegt werden.

93 Welche Nachteile kann eine Operation von Endometriomen haben?

Endometriome kommen oft nicht allein; häufig besteht zudem noch eine ausgedehnte Endometriose mit Befall der Beckenwand oder auch Verklebungen, manchmal sogar mit Darm- oder Harnleiterendometriose. Über all das sollte vor einer Operation aufgeklärt werden; eine entsprechende Planung der Operation muss vorliegen. Gerade dann ist es wichtig, alle Symptome zu kennen und auch zu wissen, ob ein Kinderwunsch vorhanden ist. Denn wenn beispielsweise kein aktueller Kinderwunsch besteht und die Zyste nicht allzu groß ist (nicht größer als 5 cm), dann könnte zunächst eine konservative hormonelle Therapie versucht werden, um zu sehen, ob damit eine Besserung der Beschwerden erreicht werden kann. Wenn nämlich am Ovar die Zyste entfernt wird, kann es zur Verringerung der Eizellreserve kommen, vor allem, wenn sogar

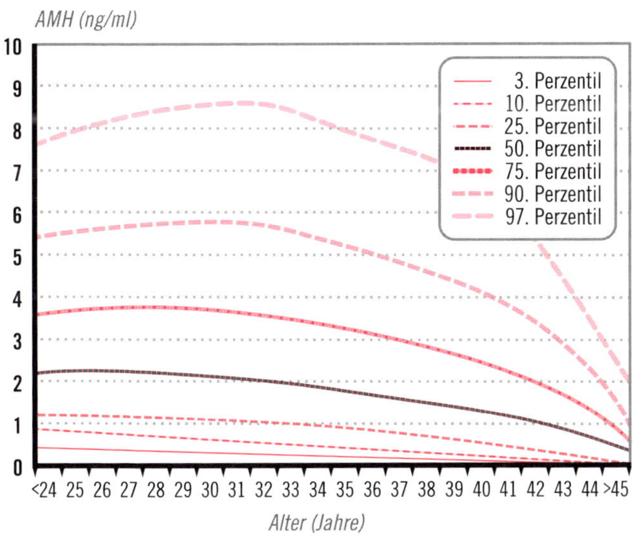

Altersverteilung des Anti-Müller-Hormons (AMH)

beidseitig Zysten vorliegen. Sie müssen sich das wie das Schälen der Orange vorstellen: Sie schneiden die Orange auf, aber das Fruchtfleisch fällt nicht einfach heraus, weil es fest mit der Schale verbunden ist. Vielmehr muss es mühsam abgezogen werden. Ganz ähnlich sind leider oft auch die Schichten der Zyste mit dem Ovar verklebt. Beim Entfernen der Zyste wird immer auch etwas gesundes Gewebe mitherausgeholt. Das kann der Eierstock aber nur gut tolerieren, wenn eine ausreichende Eizellreserve vorhanden ist. Daher ist immer der erste Schritt vor einer Therapieplanung die Bestimmung des Anti-Müller-Hormons (AMH), um abschätzen zu können, wie groß die Eizellreserve ist.

94 Müssen Endometriome bei guter Eizellreserve immer operativ entfernt werden?

Ist der AMH-Wert gut, bestehen keine allzu starken Schmerzen und liegt die Familienplanung noch in weiter Ferne, dann kann auch eine hormonelle Therapie gestartet werden. Die Zysten schrumpfen auf diese Art oft sogar und die Zeit wird überbrückt. Besteht dann Kinderwunsch, kann auch erst probiert werden, schwanger zu werden (dabei Spermien und Alter im Blick halten). Sollten die Schmerzen mit der Zeit aber wieder zunehmen, kann die wirklich sanierende Operation nötig sein, die in dem Fall auch für den Kinderwunsch sinnvoll ist. Das ist ein mögliches Vorgehen, es erfordert aber regelmäßige Kontrolle und eine hormonelle Therapie. Denn ohne diese nehmen die Zysten in der Regel an Größe zu und das wiederum ist nicht gut für den Eierstock, weil die Endometriome sehr groß werden können! Stellen Sie sich dazu bitte einen Luftballon vor; unaufgeblasen ist das der Eierstock. Wenn Sie etwas Luft hineinblasen, entfaltet er sich (das soll die Zyste sein) und das Gummi des Ballons ist noch fest. Blasen Sie aber immer mehr Luft hinein, dehnt sich der Ballon aus und die Gummischicht wird dünner und dünner. Dann drückt auch der Zysteninhalt mehr und mehr auf die ausgedünnte Rinde des Ovars und macht die Eizellreserve schließlich durch diesen Druck kaputt. Zudem lassen sich die Zysten dann noch schwieriger operieren, denn wenn die Rinde so extrem dünn ist, lässt sich das Gewebe nicht gut erhalten. Aber der Eierstock soll bei so einer Operation erhalten bleiben! In solchen Fällen öffne ich die Zyste nur, entlaste sie dadurch und gebe eine Hormontherapie. Meist formiert sich dann der Eierstock ohne Druck von innen wieder. Dann kann weiter überlegt werden.

95 Was tun bei schlechter Eizellreserve?

Liegt schon zu Beginn, auch schon vor der Operation, eine zu niedrige Eizellreserve vor, sollte eher auf eine Operation verzichtet werden, denn sonst könnte die Erfüllung eines Kinderwunsches nicht mehr möglich sein. In diesem Fall sollten Sie sich in einem Kinderwunschzentrum vorstellen. Dann muss gemeinsam entschieden werden, was zu tun ist.

96 Wann ist eine operative Endometriomentfernung nicht mehr zu vermeiden?

Eine Operation hinauszuschieben oder zu vermeiden, kommt nur so lange in Betracht, wie die Schmerzen beherrschbar sind und die Funktion der Organe, der Harnleiter und des Darmes nicht gestört ist. Nicht beherrschbare Schmerzen stellen eine Indikation zur Operation dar, ebenso wenn ein Notfall vorliegt: Kommt jemand beispielsweise mit schlimmsten Schmerzen in die Notaufnahme und eine Zyste wird erstmals entdeckt, besteht der Verdacht auf Ruptur. Das bedeutet, dass die Zyste geplatzt ist und nun in den Bauch blutet. In diesem Fall muss natürlich eine Notfalloperation durchgeführt werden. Meist wird der Eingriff dann so klein wie möglich gehalten und anschließend muss weiter überlegt werden.

97 Was ist, wenn ich zwar Zysten, aber keinen Kinderwunsch habe?

Dann ist die operative Therapie eine gute Option, Sie sollten sich aber sicher sein, dass kein Kinderwunsch besteht. Mein Anliegen ist immer, allen Personen alle Möglichkeiten offenzulassen, denn die Einstellung zur Familienplanung kann sich im Laufe des Lebens auch noch ändern. Für Menschen, deren Familienplanung bereits abgeschlossen ist und die keine Hormone nehmen möchten, kann die Operation eine gute Lösung sein. Aber gerade für junge Menschen, die sich vielleicht im Alter von 25 Jahren noch gar nicht vorstellen können, Kinder zu bekommen, bedeutet eine Zystenentfernung nicht selten, dass der AMH nach einer solchen Operation bereits außerhalb der Norm liegt. Sie müssten dann bald schwanger werden. Ein niedriger AMH bedeutet gerade in jungem Alter nicht, dass eine Schwangerschaft unmöglich wäre; man sollte aber nicht zu lange warten. Denn warten diese Personen zehn Jahre und entscheiden sich dann um, haben sie extrem schlechte Karten: Der AMH sinkt physiologischerweise mit dem Alter ohnehin, liegt dann in einem sehr niedrigen Bereich und zudem ist die Eizellqualität ebenfalls bereits vermindert.

98 Was tun, wenn eine Zystenoperation notwendig ist, ich aber noch Kinder haben möchte?

Medical Freezing! Es besteht die Möglichkeit, Eizellen einzufrieren. Das ist in bestimmten Fällen eine wirklich sinnvolle Maßnahme. Bei beispielsweise an Krebs Erkrankten gehört es in Deutschland jetzt zu den gesetzlich vorgeschriebenen Krankenkassenleistungen, dass Eizellen eingefroren werden können, bevor eine Operation, Bestrahlung oder eine Chemotherapie erfolgt, die möglicherweise keimzellschädigend ist. Bei Krebserkrankungen muss manchmal alles ganz schnell gehen, daher wird in einigen Fällen auch operativ ein Stück Ovar eingefroren. Dieser Zeitdruck besteht bei Endometriose nicht. Deshalb kann man die Follikel medikamentös alle auf einen Stand bringen, damit sie dann mittels anderer Medikamente stimuliert werden können. So reifen möglichst viele gleichzeitig heran. Diese Follikel werden nun in einer Kurznarkose von der Scheide aus ultraschallgesteuert abpunktiert und begutachtet und die reifen Follikel werden schockgefroren. Eingefroren können sie dann lagern und später aufgetaut, befruchtet und als Embryonen wiedereingesetzt werden. Da es bei diesen Maßnahmen an allen Stellen zu Verlusten kommen kann, sichert nur eine Mindestzahl von fünfzehn Eizellen, besser sogar so viele, wie man zum Zeitpunkt der Eizellentnahme alt ist, auch eine reelle Chance auf ein Kind. Die Entscheidung ist nicht leicht. Wichtig ist aber: Je jünger, desto besser ist die Qualität der Eizellen. Ich kenne jedoch auch Personen, die noch mit Ende 30 entscheiden, Eizellen einfrieren zu lassen, einfach weil die Ausbildung so lange gedauert hat und Partnerschaften zu dem Zeitpunkt nicht gepasst haben (Social Freezing). Das muss man für sich persönlich abwägen. Manche großen Firmen wie Google zahlen das Medical Freezing sogar für ihre Angestellten.

99 Werden die Kosten für Medical Freezing von der Krankenkasse übernommen?

Lange hatten wir keine Chance auf Kostenübernahme, obwohl es bei einer Endometrioseoperation eindeutig zu einem Keimzellverlust kommt. Seit der neuen Gesetzgebung versuchen wir immer auch, den Antrag, den man für das Medical Freezing bei Krebserkrankungen stellen muss, für Endometriose auszufüllen. Das macht das Endometriosezentrum gemeinsam mit dem Kinderwunschzentrum. Wir hatten schon mehrfach Glück und die Kosten wurden übernommen. Es wäre dringend nötig, die Gesetzeslage eindeutig zu machen und Endometriose ebenfalls als Indikation für das Medical Freezing aufzunehmen. Ansonsten kommen nämlich sehr hohe Kosten auf die Betroffenen zu: Die Medikamente sind sehr teuer, Punktion und Kurznarkose usw. kosten ebenfalls. So kommen dabei etwa 3000 € pro Durchgang zusammen und oftmals reicht ein Durchgang nicht, um eine ausreichende Anzahl an Eizellen zu gewinnen. Entscheidend ist, wie hoch der AMH-Wert ist und wie gut die Qualität der Eizellen – je niedriger der AMH, desto schwieriger lässt sich das Ovar stimulieren.

100 Welche Endometrioseformen sind besonders gefährlich?

Darmendometriose und urogenitale Endometriose (Blase/Harnleiter) sind die Endometrioseläsionen, die den größten Schaden anrichten können. An diesen Organen respektieren die Herde die Organgrenzen nicht, sondern wachsen in die Wand des Darmes, des Harnleiters oder der Blase ein. Das kann zusätzliche Schmerzen verursachen.

101 Wie geht man bei Endometriose der Blase vor?

Ist die Blase betroffen, dann liegen Beschwerden vor allem beim Wasserlassen vor, bis hin zu zyklischem Blut im Urin. Wenn der Knoten die ganze Blasenwand durchwachsen hat und auf »der anderen Seite«, also im Inneren der Blase, wieder herauswächst, kann zuerst eine hormonelle Therapie versucht werden. Wenn diese nicht greift, sollte das Endometriosegewebe operativ entfernt werden. Das macht man laparoskopisch. Man entfernt dabei einen Teil der gesamten Blasenwand, diese wird dann wieder vernäht und heilt in aller Regel problemlos ab. Die Blase erholt sich davon gut.

102 Welches Risiko besteht bei einer Endometriose der Harnleiter?

Ist der Harnleiter betroffen, liegt meist eine komplexe Endometriose vor, die von Knoten im hinteren Scheidengewölbe über die Sakrouterinligamente (Mutterbänder, an denen die Gebärmutter sozusagen in der Bauchhöhle »aufgehängt« ist) in den Darm oder auch in den Harnleiter einwachsen bzw. diese ummauern kann. Typisch ist dann ein Harnstau, der auffällt, weil sich Urin zurück in die Niere staut, da der Abfluss gestört ist. Das gehört zu den absoluten Operationsindikationen. Das Problem ist, dass ein solcher Nierenstau meist unbemerkt bleibt, weil er keine Schmerzen verursacht. Eine Hormontherapie allein kann da nicht mehr helfen. Es besteht die Gefahr, dass der Nierenstau das funktionelle Gewebe der Niere kaputtdrückt und es zu einem Funktionsverlust der Niere kommt – Achtung, das ist ein Notfall! Es muss schnell gehandelt werden, aber der Eingriff muss mit einem Team aus Expertinnen und Experten auch besonders gut geplant werden, am besten interdisziplinär gemeinsam mit einer Urologin oder einem Urologen. Daher sollten Sie in diesem Fall nicht geduldig auf Termine warten, sondern direkt über die Erste Hilfe in ein Endometriosezentrum gehen. Denn es sollte möglichst schnell zumindest ein kleiner Abflussschlauch (Stent) von der Blase aus in die Niere gelegt werden, damit der Urin wieder abfließen kann. Damit ist erst einmal etwas Zeit gewonnen. Da ein Nierenstau meist schmerzlos ist, ist in einem solchen Fall oft nicht bekannt, wie lange das Problem schon besteht. Deshalb macht vor einer weiteren Planung eine Funktionsüberprüfung der Niere Sinn. Ein Nierenszintigramm zeigt, wie die Nieren arbeiten. Sollte die gestaute Niere eingeschränkt sein, lohnt es sich, nachdem der Nierenstau behoben ist, zunächst abzuwarten, ob sie sich erholt – denn das tut sie meistens. Erst wenn klar ist, wie die Nierenfunktion im Verlauf ist, sollte eine operative Therapie geplant werden.

103 Muss bei Darmendometriose sofort operiert werden?

Liegt eine Darmendometriose vor, sollte man auf jeden Fall eine Spezialistin oder einen Spezialisten aufsuchen, weil die Entscheidung pro oder kontra Operation genau abgewogen werden muss. Denn eine solche Operation ist sehr komplex und geht mit gewissen Risiken einher. Gerade wenn starke Schmerzen vor allem beim Stuhlgang auftreten, der Stuhlgang nicht mehr regelmäßig erfolgt, es beispielsweise zur zyklischen Verstopfung kommt (zyklischer Beinahe-Darmverschluss, Subileus), sich der Stuhlgang paradox verhält (Wechsel von Verstopfung und Durchfall) oder auch auffällig dünn geformt ist (sogenannter Bleistiftstuhl), dann deutet das auf eine Einengung hin, an der der Stuhlgang schlicht nicht mehr vorbeikommt. Die Endometrioseknoten im Darm schwellen zyklisch an und nach der Blutung sind die Beschwerden wieder vorbei. Solange der Stuhlgang regelmäßig ist, kann erst einmal eine hormonelle Therapie versucht werden. Viele Betroffene erfahren dadurch eine komplette Normalisierung der Situation. Bei der Vorstellung in einem Endometriosezentrum kann dann entschieden werden, in welche Richtung die weitere Therapie gehen soll. Denn wenn die Betroffenen auch unter hormoneller Therapie weiter Schmerzen haben oder ein Kinderwunsch besteht, dann muss über die Operation nachgedacht werden. Selten kommt es zum Darmverschluss, das ist dann eine Notfallsituation und der Verschluss muss sofort operativ versorgt werden.

104 Wie erkennt die Ärztin oder der Arzt Blasen-, Darm- oder Harnleiterendometriose?

Blasenendometriose sitzt im überwiegenden Teil der Fälle direkt zwischen Gebärmutter und Blase und wächst von außen durch die Blasenwand hindurch. Daher kann man sie gut im Ultraschall sehen. Auch die Darmherde fallen durch eine Verdickung der Darmmuskelwand auf, die Darmwand kann gut sonografisch untersucht werden. Der Harnleiter (Ureter) selbst ist schwer im Ultraschall darstellbar, das können wirklich nur Expertinnen und Experten. Aber da eine Engstelle im Harnleiter zum Rückstau von Urin in die Niere führt, reicht ein einfacher Ultraschallblick auf die Niere, um zu erkennen, ob diese gestaut ist oder nicht.

105 Wie sehen die operativen Therapien bei Blasen- und Darmendometriose aus?

Die Operationen sind meist komplex, denn es müssen die Organabschnitte, in die die Endometriose eingewachsen ist, entfernt werden. Das bedeutet, dass man beispielsweise aus der Blase einen Teil herausschneidet und die Blase dann wieder vernäht. Das heilt in der Regel sehr gut und ist relativ komplikationsarm. Am Darm müssen große Befunde mit einer Darmteilresektion (Segmententfernung des Darmes) versorgt werden, dann ist die Endometriose aber auch weg. Der Darm ist ein Schlauch; wird ein komplettes Segment entfernt, muss die Kontinuität des Schlauches mit einer Naht wiederhergestellt werden, einer sogenannten Anastomose. Dabei besteht das Risiko (in etwa 2 bis 5 % der Fälle), dass die Naht nicht heilt und es zu einer sogenannten Leckage kommt, d. h., Stuhlinhalt tritt durch die Naht in den Bauchraum aus. Das ist eine schwerwiegende Komplikation, die dann erneut operativ versorgt werden muss. Manchmal, wenn der Befund sehr tief im Becken liegt, wird ein sogenanntes protektives Ileostoma vorgeschaltet. Das ist ein vorübergehender künstlicher Darmausgang, bei dem eine Dünndarmschlinge aus der Bauchdecke herausgeleitet und mit der Bauchdecke vernäht wird, der aber nach sechs Wochen wieder zurückverlegt werden kann. Über dieses Ileostoma tritt der Darminhalt vor der Naht aus dem Darm aus, muss nicht an der tiefen Naht im Becken vorbei und die Naht kann in Ruhe heilen.

Operationsrisiko Nervenverletzung

Im Becken verlaufen viele Nerven, die bei Blasen- oder Darmendometriose oft ebenfalls von Endometriose betroffen sind. Weil sie aber für die Funktion von Blase und Darm mitverantwortlich sind, müssen sie geschont werden. Gelingt dies nicht, kann es zu funktionellen Blasen- oder Darmentleerungsstörungen kommen. Daher muss die Operation genauestens geplant sein. Um nervenschonend vorzugehen, haben manche Operierende Techniken entwickelt, die Größe der Herde zu verringern, indem sie sie oberflächlich vom Darm abtrennen, ohne eine komplette Darmteilresektion durchzuführen. Man nennt das Shaving. Das kann versucht werden, wenn der Befund nicht zu einer Engstelle im Darm führt und nicht allzu groß ist. Man muss sich dann aber darüber im Klaren sein, dass bewusst Endometriose belassen wird, die auch wieder wachsen kann. Daher ist nach der Operation auch eine Weiterführung der Hormontherapie sinnvoll.

ENDOMETRIOSE: CHRONISCHE SCHMERZEN

8

106 Was kann ich bei Dauerschmerzen tun?

In diesem Fall kommt eine komplexe multimodale Therapie zum Einsatz, damit alle Faktoren, die zu chronischen Dauerschmerzen führen, berücksichtigt werden. Bei bekannter Endometriose ist in der Regel die operative Therapie, also das Entfernen von Endometrioseläsionen, bereits erfolgt, die Organe sind erhalten und es bestehen weiterhin extreme Schmerzen. Die meisten Betroffenen, die in dieser Situation zu mir kommen, hatten dann

- keine ausreichende hormonelle Therapie,
- keine adäquate Schmerztherapie,
- überhaupt keine Behandlung mit komplementären Verfahren,
- oft auch keine Aufklärung über die Schmerzverarbeitung und
- keine psychologische Begleitung.

Sie sind in der Regel völlig allein gelassen mit dieser Problematik. Auf der Suche nach Schmerzfreiheit entsteht zum Teil dann die Fixierung auf operative Verfahren, die doch hoffentlich die Lösung sind. Das funktioniert so aber leider nicht. Denn wir sehen Personen, die nicht selten fünf- bis zehnmal operiert worden sind, zum Teil auch mit Gebärmutterentfernung, und trotzdem weiterhin oder immer wieder Schmerzen haben. Da muss man einfach akzeptieren, dass weitere Operationen nicht helfen werden – zumal jede Operation auch immer mit Risiken einhergeht. Wenn keine sonografischen oder tastbaren Befunde vorliegen, macht eine erneute Operation meist keinen Sinn. Eine wichtige Grundvoraussetzung, um eine Schmerzreduktion zu erreichen, ist, den Bauch zur Ruhe kommen zu lassen, und das geht in dieser chronifizierten Schmerzsituation nur mit einer hormonellen Therapie als Basistherapie. Es muss also eine Hormontherapie eingeleitet werden oder die laufende muss daraufhin überprüft werden, ob sie wirksam genug ist, also ob sie den Zyklus ausreichend herunterreguliert. Bekommen die Betroffenen als hormonelle Therapie eine kombinierte Pille, sollte auf ein Gestagenmonopräparat gewechselt werden. Besteht eine Therapie mit einem Gestagenmonopräparat, sollte auf GnRHa gewechselt werden, die die sogenannten künstlichen Wechseljahre einleiten. Sollte eine Adenomyose vorliegen, kann zusätzlich noch die Hormonspirale eingesetzt werden. Denn bevor solch drastische Maßnahmen wie irreversible Organentnahmen durchgeführt werden, sollten alle konservativen Therapieoptionen ausgeschöpft worden sein.

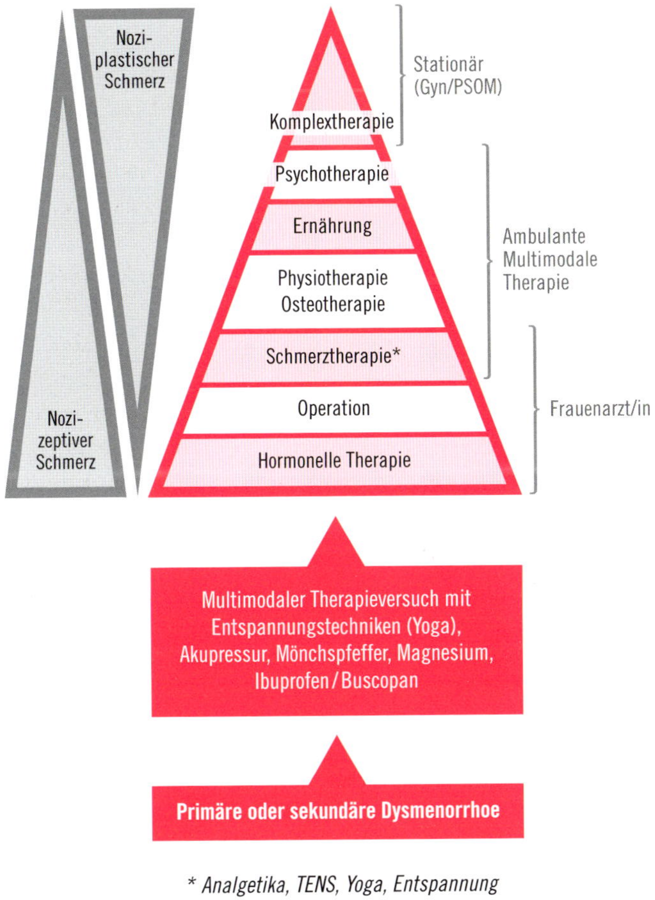

Multimodales Therapiekonzept bei chronischen Endometrioseschmerzen

107 Was sind künstliche Wechseljahre?

Es gibt Medikamente, die sogenannten Gonadotropin-releasing-Hormonanaloga oder -antagonisten (GnRHa/-ant), die an die im Gehirn liegenden GnRH-Rezeptoren andocken. GnRH sind wie unsere Steuerzentrale: Eine Ausschüttung dieser Hormone, die alle neunzig Minuten erfolgt, regelt unseren gesamten Hormonzyklus wie ein Pulsmacher. Wenn die Informationen, die diese Hormone steuern, nicht weitergeleitet werden können, weil der Rezeptor entweder durch ein Analogon oder durch einen Antagonisten besetzt ist, dann kommt der gesamte Zyklus zum Erliegen. Das kann physiologisch geregelt sein, beispielsweise wenn gestillt wird. In dem Fall möchte der Körper keinen Zyklus, damit keine neue Schwangerschaft entsteht, denn der Körper muss das Kind versorgen können. Viele Menschen haben keine Blutungen, solange sie voll stillen, daher sage ich auch lieber, diese Medikamente imitieren die Stillzeit, als von künstlichen Wechseljahren zu reden. Das ist voll reversibel, denn wie wir alle wissen, läuft das System wieder an, wenn nicht mehr voll gestillt wird. Mit diesen Medikamenten wird also der Zyklus zentral (im Gehirn) blockiert; die Wirkung hält nur so lange an, wie das Medikament gegeben wird. Wird es wieder abgesetzt, dann geht der Zyklus wieder los. Da es zu einem kompletten Ruhezustand der Eierstöcke kommen und keine Follikelreifung stattfinden soll, werden auch keine Östrogene gebildet. Das führt dann zu den Nebenwirkungen, die in den Wechseljahren oder der Stillzeit auftreten können, etwa Hitzewallungen, Schlafstörungen oder Konzentrationsstörungen. Die Medikamente selbst haben keine Nebenwirkungen, es ist diese Wirkung, die dem Körper zu schaffen macht. Daher gibt es eine ganz leichte Hormonersatztherapie dazu (Add-back-HRT), die diese Nebenwirkungen abmildern und auffangen soll. So kann dann eine Therapie mit GnRHa bedenkenlos auch über einen längeren Zeitraum durchgeführt werden. Diese Medikamente stehen uns als Zweitlinientherapie zur Verfügung, wenn COC und POP nicht ausreichend helfen. Die

Überwindung, sie auszuprobieren, ist meist schwer, weil die Angst vor Nebenwirkungen groß ist. Das ist meiner Meinung nach aber nicht gerechtfertigt, bestehen doch auf der anderen Seite stärkste Beschwerden, die ein normales Leben nicht mehr zulassen. Diese Therapie ist zudem zeitlich begrenzt: Man versucht sie für sechs Monate und wenn sie Besserung bringt, kann die Behandlung verlängert werden. Manche Betroffene möchten sogar für Jahre dabeibleiben; gleichzeitig sollte natürlich parallel eine umfassende multimodale Therapie laufen. Nach sechs Monaten kann die Behandlung meist wieder zurückgefahren werden und es wird wieder auf eine mildere Hormontherapie umgestellt. Wenn nach sechs Monaten überhaupt kein Effekt auf die Schmerzsituation erreicht wurde, kann davon ausgegangen werden, dass das Schmerzgeschehen sich von der Endometriose losgelöst und verselbstständigt hat. Wir sprechen dann von einem chronischen Schmerzsyndrom. Auch das ist eine wichtige Erkenntnis, denn dann macht eine Operation noch weniger Sinn.

Off-Label Use	First Line	Second Line
orale Kontrazeptiva	Progesteron only Pills	GnRha/-ant
• EE/Dng • zyklisch → non stop • kumulative Östrogenkonzentration > 50 pg/ml	• Dng 2 mg • östrogenfrei • funktionelle Zysten, Östrogenanstieg > 50 pg/ml • Dosisanpassung 1-0-1	• künstliche Wechseljahre • Add-back-HRT • ggf. plus Aromatasehemmer

Medikamente der Erst- und Zweitlinientherapie sowie im Off-Label Use

Wirkungsweise der GnRH-Analoga und -Antagonisten

Lange gibt es schon die GnRHa, beispielsweise Leuprorelin, die in die Bauchdecke gespritzt werden müssen. Sie stimulieren erst den Rezeptor, bleiben dann aber daran haften und blockieren ihn dadurch weiter. Durch diesen mehrschrittigen Wirkprozess setzt die Wirkung erst nach zwei Wochen ein. Neu sind nun die GnRHant, das Elagolix (in den USA zugelassen) und das Relugolix. Letzteres ist ebenfalls in den USA zugelassen; in Europa warten wir gerade auf die Zulassung für die Therapie der Endometriose, für die Myombehandlung ist es schon zugelassen. Diese Antagonisten wirken sofort, weil sie den Rezeptor blockieren, möglicherweise besser als die Analoga. Ein weiterer Vorteil ist, dass sie in Tablettenform gegeben werden können und hoffentlich auch für eine Dauertherapie zugelassen werden. Das Relugolix-CT wird in einer festen Kombination mit einer minimalen Add-back-HRT (Östradiol 1 mg und NETA 0,5 mg, also ein Östrogen und Gestagen) gegeben, sodass Hitzewallungen überhaupt nicht auftreten. Die Zulassungsstudien, die im Bericht der Myomtherapie gemacht wurden, zeigten keine anderen Nebenwirkungen als in der Placebogruppe. Das bedeutet, dass die Medikamente quasi nebenwirkungsfrei sind.

108 Wo finde ich bei chronischem Schmerzsyndrom Beratung?

In unserem Versorgungssystem ist es bei Endometriose sehr schwierig, die nötige multimodale Therapie zu bekommen. Aber einiges kann man selbst tun und das ist wichtig: sich selbst zu kümmern und selbst Verantwortung zu übernehmen, die Erkrankung als chronische Erkrankung zu akzeptieren, sein Leben selbst in die Hand zu nehmen und eine positive Einstellung dazu zu finden. Es gibt inzwischen auch gute Hilfsangebote, man muss sie nur finden: Suchen Sie beispielsweise Beratung von Psychologinnen und Psychologen, die auf gynäkologische Erkrankungen spezialisiert sind. Suchen Sie mit Ihrer favorisierten Suchmaschine online nach einschlägigen Begriffen wie »Endometriose«, »Psychologin«, »Therapie« und eventuell der Stadt, in der Sie leben. Häufig werden solche Beratungen aber auch online und damit ortsunabhängig angeboten. Wagen Sie es, sich zu informieren – diese Art der Unterstützung kann sehr guttun. Leider übernehmen die Krankenkassen das oft nicht, aber es ist zu überlegen, sich diese Beratung privat zu gönnen. Es gibt aber auch Bücher, die Ihnen helfen können. Wir haben in den Fragen 37 und 38 bereits ausführlich über Ernährung gesprochen – auch dazu gibt es Unterstützung in Form von Ernährungsberatung.

109 Können Bewegung und Entspannungsübungen bei chronischem Schmerzsyndrom helfen?

Die muskuläre Ebene wird bei der Endometriosetherapie oft vergessen. Wir fokussieren uns mit Endometriose völlig auf die Organe, dabei sind diese eingebettet im Beckenboden und umhüllt von der Bauchwand. Schmerzen führen zu einer Beckenfehlstellung, damit einhergehend dann zu Beckenbodenverspannungen und einer Dysfunktion, also Fehlfunktion, der Muskeln. Kennen Sie Nackenverspannungen, die extrem schmerzhaft sein können? Ähnlich können Verspannungen auch im Becken vorkommen. Nur sind diese nicht von außen z. B. durch eine Massage zu erreichen, weil die Beckenmuskeln durch die Knochen des Beckens nicht zugänglich sind. Von innen, von der Scheide aus, können die Muskelverhärtungen aber ertastet werden. Daher ist Beckenbodenentspannung sehr, sehr wichtig. Dabei helfen Sport (wählen Sie eine Sportart, die Ihnen gefällt und guttut) und Bewegung. Beispielsweise entlastet Aqua Fitness den Beckenboden. Sie schwimmen dabei mit einem Brustgürtel wie ein Korken auf dem Wasser; durch die veränderten Schwerkraftverhältnisse im Wasser kommen die Organe, die mit Luft gefüllt sind (der Darm), »hoch« und der Beckenboden kann entspannen. Außerdem sind Bewegungen im Becken empfehlenswert, wie sie beispielsweise beim Walken entstehen. Es sollte zudem auf ausreichend Entspannung geachtet werden. Daher empfehle ich gerne Yin Yoga, bei dem Beckendehnungsübungen im Vordergrund stehen. Dazu gibt es inzwischen auch viele Angebote der Selbsthilfegruppen, auch in Form von Online-Kursen. Aber auch andere Techniken wie progressive Muskelrelaxation, autogenes Training oder Hypnose können erlernt werden. Sie sollten diese Übungen regelmäßig drei- bis fünfmal pro Woche durchführen, sich ein eigenes Programm zusammenstellen und dieses in den Alltag integrieren. Natürlich ist es hilfreich und absolut zu empfehlen, auch Physiotherapie, manuelle Therapie, Wärmebehandlungen wie Fango, Mooranwendungen und Osteopathie in die multimodale Therapie zu integrieren. Lassen Sie sich diese Behandlungen am besten über Ihre behandelnde Ärztin oder Ihren behandelnden Arzt verschreiben. Leider sträuben sich viele Ärztinnen und Ärzte dagegen, weil die Anerkennung dieser Erkrankung als Schmerzerkrankung und die Selbstverständlichkeit, diese Anwendungen zu erhalten, fehlen. Daher mein Rat: Selbermachen!

110 Gibt es ein Gerät, mit dem ich gezielt die Schmerztriggerpunkte erreichen kann?

Die vaginale Anwendung eines Elektrostimulationsgeräts mit Scheidensonde ist sehr, sehr hilfreich. Diese Geräte sind für die Beckenbodendysfunktion zugelassen; sie werden meist zur Behandlung der Beckenbodeninsuffizienz bei Inkontinenz eingesetzt, wenn Urin also aufgrund eines schwachen Beckenbodens nicht mehr eingehalten werden kann. Die Programme können aber umgekehrt statt zur Beckenbodenstärkung auch zur Beckenbodenentspannung eingesetzt werden, sogar mit Biofeedback-Funktion. Damit haben wir in unserem Endometriosezentrum sehr gute Erfahrungen gemacht. Dieses Gerät kann als Heilmittelverordnung verordnet werden. Oft übernehmen die Krankenkassen das auch, aber in etwa einem Drittel der Fälle wird es abgelehnt. Wir werten bald eine Beobachtungsstudie aus und hoffen dann mithilfe unserer Ergebnisse, die Krankenkassen besser davon überzeugen zu können, die Kosten für die Anschaffung eines solchen Geräts zu übernehmen. Gerade myofasziale Triggerpunkte sind aber auch einer Behandlung mit Akupunktur gut zugänglich, weshalb wir diese Option an dieser Stelle ebenfalls erwähnen möchten.

111 Wie sollte eine geeignete Schmerztherapie bei chronischem Schmerzsyndrom aussehen?

Der nächste Baustein ist die adäquate Schmerzversorgung, deren Prinzipien schon ausführlich in den Fragen 13, 40 und 44 erklärt wurden. Es empfiehlt sich, eine auf Endometriose spezialisierte Schmerztherapeutin bzw. einen darauf spezialisierten Schmerztherapeuten zu suchen, die beziehungsweise der sich auch mit der Erkrankung auskennt. Eine solche Person ist nicht leicht zu finden, aber die Kolleginnen und Kollegen aus der Schmerztherapie haben inzwischen durchaus mitbekommen, dass Endometriose ein wichtiges Feld ist, um das sie sich kümmern müssen. Ich halte beispielsweise regelmäßig Vorträge bei schmerztherapeutischen Fortbildungen. Wichtig ist auf jeden Fall eine Basisschmerztherapie, die hilft und gut vertragen wird, und zwar in der geringsten wirksamen Dosis, die dann aber regelmäßig eingenommen wird. Beispielsweise können Ibuprofen oder Naproxen eingenommen werden und, sollte das nicht reichen, mit Buscopan und/oder Novalgin kombiniert werden – alles natürlich mit ärztlicher Begleitung. Ein Magenschutz darf dabei nicht vergessen werden. Wenn diese Schmerzbasismedikation nicht reicht, sollte eine Schmerztherapeutin beziehungsweise ein Schmerztherapeut hinzugezogen werden oder die Hausärztin beziehungsweise der Hausarzt, die oder der sich auch mit Schmerztherapie auskennt. Denn die weiteren Medikamente werden Sie vermutlich nicht von Ihrer Gynäkologin oder Ihrem Gynäkologen verschrieben bekommen. Das Ziel ist natürlich, im Rahmen der multimodalen Therapie nicht bei der Einnahme von hohen Dosen Schmerzmitteln zu bleiben, sondern die Schmerzmedikamente wieder zu reduzieren und am Ende nicht mehr regelmäßig nehmen zu müssen, wenn die hormonelle Therapie und die multimodalen Ansätze greifen. Ich möchte nicht zur jahrelangen Dauertherapie auffordern, sondern aufzeigen, wie wichtig es ist, schmerzfrei zu werden. Wenn weiterhin Schmerzen bestehen, können sich die Muskeln auch nicht entspannen, dann bleibt der bohrende Trigger. Ich empfehle durchaus auch Muskelrelaxanzien, wie sie bei stärkster Ischialgie (Hexenschuss) gegeben werden, um die Muskeln zu entspannen. Die Endometriosezentren sollten Erfahrung damit haben, fragen Sie gezielt nach, welche Schmerztherapeutinnen und -therapeuten empfohlen werden. Es ist natürlich auch zu berücksichtigen, dass sogenannte Koanalgetika noch mit dazu genommen werden können, wenn entsprechende Schmerzen oder beispielsweise auch Schlafstörungen vorliegen. Denn für eine gute Schmerzbewältigung ist ein erholsamer Schlaf ganz, ganz wichtig.

112 Bekomme ich bei chronischem Schmerzsyndrom eine Reha?

Sollten Sie bis dato noch nie eine Reha gemacht haben, ist nun der Zeitpunkt gekommen, diese zu beantragen. Denn dort finden Sie alle Spezialisten und Spezialistinnen zur multimodalen Therapie vereint und können auch in unterschiedliche Techniken hineinschnuppern, wie beispielsweise die Klangschalentherapie, von der viele schwärmen. Eine Liste der endometriosezertifizierten Reha-Kliniken finden Sie auf den Internetseiten der Stiftung Endometriose-Forschung ausgelistet (siehe Anhang). Bei extremen Schmerzsituationen stehen auch stationäre Komplexschmerztherapien zur Verfügung. Das Problem ist in diesem Fall aber häufig, dass dort selten Endometriosespezialistinnen und -spezialisten zu finden sind.

113 Bedeutet die Diagnose Endometriose immer, dass ich chronische Schmerzen bekommen werde?

Nein, das kann man so nicht sagen. Zu diesem Thema steckt die Forschung ganz klar noch in den Kinderschuhen; man weiß noch nicht, welche Person das Risiko für ein chronisches Schmerzsyndrom hat und welche nicht. Ich denke, dass es sehr viele Menschen mit Endometriose gibt, die überwiegend zyklische Schmerzen haben, sicherlich auch mit einer zentralen Sensitivierung kombiniert, und daher auch starke Schmerzen. Aber es haben nicht alle das entkoppelte, eigenständige chronische Schmerzsyndrom. Damit verfügen sie auch über eine gute Option auf Symptomkontrolle, sei es durch multimodale Therapie und/oder durch hormonelle Therapien. Ich schätze das Risiko für ein chronisches Schmerzsyndrom auf ca. 5 bis 10 %. Das ist aber schwer einzuschätzen, denn die Menschen, die keine weiteren Beschwerden haben, kommen nicht unbedingt in unsere Sprechstunde. Daher ergibt sich vielleicht ein verzerrtes Bild, denn der häufigste

Vorstellungsgrund bei uns ist der Schmerz. Darum ist der Anteil derer, die ein chronisches Schmerzsyndrom haben, bei uns am Endometriosezentrum sicherlich weit größer, als wenn man die Gesamtheit aller Menschen mit Endometriose betrachtet.

114 Wie kann ich einen Grad der Behinderung (GdB) bekommen?

Ein solcher muss beim Versorgungsamt beantragt werden. Die Endometriosevereinigung kann dazu beraten, aber auch die Endometriose-Reha-Zentren bieten Beratung an. Grundsätzlich gibt es Listen, in denen man nachlesen kann: Milde Endometriose (rASRM I+II) kann einen GdB von 20 % rechtfertigen, schwere Endometriose (rASRM III/IV) einen Grad von bis zu 40 % und nur bei Organbetroffenheit oder Organverlust können 50 % und mehr erreicht werden. Das spiegelt leider nicht unbedingt die Beschwerdesituation und den Grad der Funktionseinschränkung wider. Eine Person kann beispielsweise nach einer Darmteilresektion komplett beschwerdefrei sein, hat aber aufgrund der Organbeteiligung eher eine Chance, einen GdB anerkannt zu bekommen, als eine andere, die mit rASRM I und Adenomyose extreme chronische Schmerzen hat. Die Funktionseinschränkungen im Beckenbodenbereich, beispielsweise auch Schmerzen beim Geschlechtsverkehr, stellen eine wichtige Funktionseinschränkung in einem wesentlichen Lebensbereich dar, werden in diesem System aber gar nicht berücksichtigt. Das ist zum Teil sehr unbefriedigend und sollte dringend angepasst werden.

ENDOMETRIOSE:
SCHLUSSWORT

Ich musste mit Erschrecken feststellen, dass die Endometriose nicht als besondere Schmerzerkrankung in den Sk2-Leitlinien Schmerzbegutachtung berücksichtigt wird. Die Deutsche Gesellschaft für Gynäkologie und Geburtshilfe (DGGG) war nicht an der Erstellung dieser Leitlinien beteiligt, was ein großes Versäumnis darstellt. Im Rahmen von Schmerzbegutachtung geht es um organische Befunde mit entsprechender Funktionseinschränkung, und das ist bei Endometriose, die die viszeralen Organe und das Bauchfell betrifft und so komplex im Schmerzgeschehen ist, schwer zu quantifizieren oder zu objektivieren.
Daher ist es wichtig, dass mit der Arbeitsgemeinschaft Endometriose eine von der DGGG anerkannte eigene Fachgesellschaft gegründet wurde, die ihre Arbeit bereits aufgenommen hat. Nun werden erstmals interdisziplinäre Ansätze vertreten. Neben Gynäkologinnen und Gynäkologen sind explizit auch Schmerztherapeutinnen und -therapeuten, Psychologinnen und Psychologen und alle weiteren Fachrichtungen, die an der multimodalen Therapie der Endometriose beteiligt sind, eingeladen mitzuwirken. Über diese Gesellschaft werden Qualifizierungskurse für Ärztinnen und Ärzte im niedergelassenen Bereich, aber auch eine Masterclass (sechstägiger Kurs) für die stationäre Behandlung der Endometriose angeboten. Diese Masterclass ist verpflichtend für Menschen, die ein Endometriosezentrum leiten möchten. Die Stiftung Endometrioseforschung hatte im Jahr 2002 die Einführung von Endometriosezentren in Deutschland bewirkt; dies setzt sich auch mehr und mehr in Europa durch. Dennoch sind weiterhin die Strukturen an solchen Zentren, um multimodal arbeiten zu können, nicht gegeben. Das hat vor allem mit der Versorgungsstruktur an Krankenhäusern zu tun, deren Aufgabe es ist, zu operieren. Die stationäre Versorgung ist in Deutschland streng von der ambulanten Versorgung getrennt, zudem hat die multimodale Therapie einen zu geringen Stellenwert in der Vergütung. Daher hat sich leider trotz Einführung der Endometriosezentren an der Versorgung der Men-

schen mit Endometriose insgesamt wenig verbessert. Ich wünsche mir ein integratives Versorgungszentrum, in dem interdisziplinär in einem Team alle Fachkräfte vertreten sind, die ein gutes individuelles Behandlungskonzept begleiten können, ambulant und auch stationär.

Einige Endometriosezentren, meist die an Hochschulen, bieten über die Hochschulambulanzen zumindest Endometriosesprechstunden an, sodass auch eigene Therapievorschläge umgesetzt werden können und die Möglichkeit zur ambulanten Versorgung besteht. Aber auch dort gibt es bisher keine interdisziplinären Teams, die die gemeinsame Versorgung der Betroffenen gewährleisten können. Es müssen unterschiedliche Abteilungen in das Konzept aufgenommen werden, wie Schmerztherapie, Ernährung und Psychosomatik. Aber da das getrennte Abteilungen sind, kommt es trotzdem wieder zu Wartezeiten für Termine, und alle arbeiten letztendlich für sich. Wir können beispielsweise an der Universität keine Physiotherapie im ambulanten Bereich anbieten, das bleibt nur den Personen vorbehalten, die wir stationär aufnehmen.

Dass die Bedeutung von Endometriose, ihre Auswirkungen und die Wichtigkeit der Therapie immer noch nicht ausreichend anerkannt werden, scheint aus meiner Sicht vor allem gesellschaftlich bedingt zu sein. So wird Regelschmerz weiterhin als gegeben hingenommen, kann doch gar nicht so schlimm sein. Kürzlich wurde ich von einem Kollegen sogar darauf hingewiesen, dass Schmerzwahrnehmung soziokulturell verankert sei, als wir im Team über eine besonders »schwierige« Patientin sprachen, die während der Blutung extreme Schmerzen hatte und sogar mehrere Wochen stationär lag, weil sie unter Blutungsstörungen litt und ihre Schmerzen außer mit Opiaten nicht beherrschbar waren. Dazu lässt sich nur sagen, dass Schmerzen von im Mittel »sechs« bis »acht« auf der Visuellen Analogskala nicht normal sein können und auch soziokulturell nicht ausreichend begründet sind. Solange wir uns auf dieser Diskussionsebene bewegen, wird es wohl noch lange bis zur Anerkennung dauern. Denken Sie an die Schmerzen unter der Geburt zurück: Wie viele Jahrhunderte hat es gedauert, bevor eine adäquate Schmerztherapie Einzug in den Kreißsaal gehalten hat? Nicht selten vergleichen Betroffene Regelschmerzen von der Intensität her mit Geburtsschmerzen oder der Geburtsschmerz wird von ihnen sogar als besser aushaltbar eingeschätzt. Solange nicht von Anfang an eine Achtsamkeit hinsichtlich Regelbeschwerden in der Gesellschaft verankert wird, bleibt es schwierig. Aber daran arbeiten wir: Wir haben eine Förderung zur Einführung einer multimodalen Versorgung von jungen Menschen mit Regelschmerzen erhalten, die, wenn milde multimodale Maßnahmen nicht greifen, in eine intensive multimodale Versorgung aufgenommen werden. Dort können wir erstmals in einem Team bestehend aus einer Gynäkologin, einer Physiotherapeutin, einer Psychologin und einer Ernährungswissenschaftlerin ein gemeinsames Konzept erarbeiten und individualisiert tätig werden.

ENDOMETRIOSE: ANHANG

Quellen

Fragen 2 und 3

Leyendecker, G.; Kunz, G.; Noe, M. et al.: Endometriosis: a dysfunction and disease of the achimetra, in: Human Reproduction Update 4/5 (1998), S. 752–762.

Leyendecker, G.; Wildt, L.; Mall, G.: The pathophysiology of endometriosis and adenomyosis: tissue injury and repair, in: Archives of Gynecology and Obstetrics 280/4 (2009), S. 529–538.

Meyer, R.: Über den Stand der Frage der Adenomyositis, Adenomyome im Allgemeinen und insbesondere über Adenomyositis seroepithelialis und Adenomyositis sarcomatosa, in: Zentralblatt für Gynäkologie 43 (1919), 745–750.

Sampson, J. A.: Peritoneal endometriosis due to menstrual dissemination of endometrial tissue into peritoneal cavity, in: American Journal of Obstretrics & Gynecology 14 (1927), S. 442–469.

Schweppe, K.-W.: Endometriose – Entstehung, Diagnostik, Behandlungsmöglichkeiten und Probleme in Klinik und Praxis, in: Journal für Reproduktionsmedizin und Endokrinologie 8/3 (2011), S. 180–194.

Wolf, M.; Kiesel, L.; Götte, M.: Stammzellen im Endometrium. Potentielle Relevanz für die Pathogenese der Endometriose? in: Menopause und Frauengesundheit 3 (2009).

Frage 11

Armour, M.; Ferfolja, T.; Curry, C. et al.: The prevalence and educational impact of pelvic and menstrual pain in Australia: a national online survey of 4202 young women aged 13–25 years, in: Journal of Pediatric and Adolescent Gynecology 33/5 (2020), S. 511–518.

Frage 13

Li, R.; Li, B.; Kreher, D. A. et al.: Association between dysmenorrhea and chronic pain: a systematic review and meta-analysis of population-based studies, in: American Journal of Obstetrics & Gynecology 223/3 (2020), S. 350–371.

Seidman, L. C.; Temme, C. R.; Zeltzer, L. K. et al.: Ecological momentary assessment of non-menstrual pelvic pain: potential pathways of central sensitization in adolescents and young adults with and without primary dysmenorrhea, in: Journal of Pain Research 13 (2020), S. 3447–3456.

Frage 50

Giampaolino, P.; Della Corte, L.; Foreste, V. et al.: Dioxin and endometriosis: a new possible relation based on epigenetic theory, in: Gynecological Endocrinology 36/4 (2020), S. 279–284.

Frage 65

Cherry, K.: What is the nocebo effect?, https://www.verywellmind.com/nocebo-effect-4796628 (abgerufen am 02.11.2022).

Frage 66

Keck, C.: Endokrine Aspekte bei Libidostörungen, in: Gynäkologie + Geburtshilfe 4 (2019).

Frage 91

Santulli, P.; Bourdon, M.; Presse, M. et al.: Endometriosis-related infertility: Assisted reproductive technology has no adverse impact on pain or quality-of-life scores, in: Fertility and Sterility 105/4 (2016), S. 978–987.

Literaturtipps

Diener, Hans-Christoph; Maier, Christoph (Hg.): Die Schmerztherapie – Interdisziplinäre Diagnose- und Behandlungsstrategien, München: Urban & Fischer Verlag / Elsevier GmbH 2011.

Ebert, Andreas D.: Endometriose – Ein Wegweiser für die Praxis, Berlin: de Gruyter 2014.

Enders, Giulia: Darm mit Charme, Berlin: Ullstein 2014.

Frei, Franka: Periode ist politisch — Ein Manifest gegen das Menstruationstabu, heyne-hardcore, München: Verlagsgruppe Random House Bertelsmann 2020.

Gördehner, Gunther; Lauritzen, Christian; Göretzlehner, Ulf: Praktische Hormontherapie in der Gynäkologie, Berlin: de Gruyter 2007.

Henry, James L.; Panju, Akbar; Yashpal, Kiran: Central neuropathic pain: focus on poststroke pain, Washington D. C., USA: IASP Preg 2007.

Hoerschelmann, Nicole v.: Endometriose. Schmerzfrei durch optimale Ernährung und einen gesundheitsfördernden Umgang mit Stress – ein Selbsthilfekonzept, Würzburg: Diametric 2019.

Horne, Andrew; Pearson, Carol: Endometriosis – the experts guide to treat, manage and live well with your symptoms, München: Verlagsgruppe Random House Bertelsmann 2018.

Keckstein, Jörg (Hg.): Endometriose – die verkannte Frauenkrankheit – Diagnostik und Therapie aus ganzheitsmedizinischer Sicht, Würzburg: Diametric 2019.

Liel, Martina: Nicht ohne meine Wärmflasche: Leben mit Endometriose. Diagnostik – Therapie – ganzheitlicher Ansatz, Grünwald: Komplett-Media 2017.

Mechsner, Sylvia: Endometriose – die unterschätzte Krankheit, Hamburg: ZS Verlag 2021.

Orbuch, Iris K.; Stein, Amy: Beating Endo – how to reclaim your life from endometriosis, Hamburg: Harper Collins 2019.

Riedl, Matthias: Artgerechte Ernährung – Heilung von Beschwerden, die Ärzte ratlos machen, München: GU Verlag GmbH 2019.

Schneider, Marion: Heilende Meditationen – Hilfe bei Erschöpfung, Schmerzen und chronischen Erkrankungen, München: GU Verlag GmbH 2017.

Steck, Thomas; Felderbaum, Ricardo; Küpker, Wolfgang et al.: Endometriose – Entstehung, Diagnose, Verlauf, Therapie, Berlin: Springer 2004.

Stromberg, Holger: Essen ändert alles, München: Südwest Verlag 2019.

Wilken, Anna; Hirschberg, Saskia: In der Regel bin ich stark – Endometriose: Warum wir Unterleibsschmerzen ernst nehmen müssen, Hamburg: Eden Books 2019.

Wilken, Anna; Hirschberg, Saskia: Na, wann ist es denn so weit? Kinderwunsch sieht bei jedem anders aus: Emotionen, Ursachen, Behandlungsmöglichkeiten, Hamburg: ZS Verlag 2021.

Publikationen der Autorin

Mechsner, S.; Weichbrodt, M.; Riedlinger, W. et al.: Estrogen and progestogen receptor positive endometriotic lesions and disseminated cells in pelvic sentinel lymph nodes of patients with deep infiltrating rectovaginal endometriosis: a pilot study, in: Human Reproduction 23/10 (2008), S. 2202–2209.

Mechsner, S.; Bartley, J.; Infanger, M. et al.: Clinical management and immunohistochemical analysis of umbilical endometriosis, in: Archives of Gynecology and Obstetrics 280/2 (2009), S. 235–242.

Mechsner, S.; Grum, B.; Gericke, C. et al.: Possible roles of oxytocin receptor and vasopressin-1α receptor in the pathomechanism of dysperistalsis and dysmenorrhea in patients with adenomyosis uteri, in: Fertility and Sterility 94/7 (2010), S. 2541–2546.

Mechsner, S.; Weichbrodt, M.; Riedlinger, W. F. et al.: Immunohistochemical evaluation of endometriotic lesions and disseminated endometriosis-like cells in incidental lymph nodes of patients with endometriosis, in: Fertility and Sterility 94/2 (2010), S. 457–463.

Barcena De Arellano, M. L.; Mechsner, S.: The peritoneum – an important factor for pathogenesis and pain generation in endometriosis, in: Journal of Molecular Medicine (Berlin) 92/6 (2014), S. 595–602.

Sillem, M.; Mechsner, S.; Siedentopf, F.: Leitsymptom chronischer Unterbauchschmerz der Frau, Berlin: Springer 2015.

Mechsner, S.: Pathogenese der Endometriose: Bedeutung für Schmerzentstehung und Subfertilität, in: Die Gynäkologie 10 (2020).

Mechsner, S.: Management of endometriosis pain: stage-based treatment strategies and clinical experience, in: Schmerz 35/3 (2021), S. 159–171.

Voltolino Velho, R.; Halben, N.; Chekerov, R. et al.: Functional changes of immune tolerance of ectopic lesions in endometriosis?, in: Reproductive Biomedicine Online 43/2 (2021), S. 319–328.

Mechsner, S.: Endometriosis, an ongoing pain-step-by-step treatment, in: Journal of Clinical Medicine 11/2 (2022), S. 467.

Mechsner, S.: Früherkennungsprogramm an der Charité: Endometriose endlich ernst nehmen, in: Deutsches Ärzteblatt 119/15 (2022), S. A-660/B-548.

Mechsner, S.: Herausforderung Endometriose – das Schmerzgeschehen verstehen, in: Deutsche Apotheker Zeitung 17 (2022).

Mechsner, S.: Warnzeichen Menstruationsschmerzen – Strategien zur adäquaten Behandlung von Endometriose-induzierten Schmerzen, in: Deutsche ApothekerZeitung 17 (2022).

Hilfreiche Adressen

Arbeitsgemeinschaft für Endometriose e. V. (AGEM)

Charité Universitätsmedizin, Klinik für Gynäkologie
Augustenburger Platz
13353 Berlin
E-Mail: geschaeftsstelle@ag-endometriose.de
Website: www.ag-endometriose.de

Auf der Internet-Seite der AGEM finden Sie einen Schmerz- beziehungsweise Anamnesefragebogen, den Sie herunterladen dürfen und nutzen sollten. Dort sind die wichtigsten anamnestischen Fragen zur Endometriose aufgelistet. Füllen Sie den Fragebogen aus und bringen Sie ihn zu Ihrer gynäkologischen Untersuchung mit.

Schmerzfragebogen (zu Frage 29)
https://www.ag-endometriose.de/fileadmin/downloads/pdf/AGEM_Basis_Fragebogen.pdf

Stiftung Endometriose-Forschung

Lange Straße 38
26655 Westerstede
Tel.: +49 4488 503 230
Fax: +49 4488 503 999
Website: www.endometriose-sef.de

Die Stiftung Endometriose-Forschung will das Wissen um die Krankheit Endometriose in Deutschland verbessern und die Situation zum Wohle der Betroffenen verändern. Die Stiftung arbeitet dazu eng mit der Europäischen Endometriose-Liga und der Endometriose-Vereinigung Deutschland zusammen. Auf der Internetseite der Stiftung finden Sie die Adressen von zertifizierten Endometriose-Reha-Kliniken.

Europäische Endometriose Liga

Website: www.euroendometriosis.com
Facebook: @europaeischeendometrioseliga
Die European Endometriosis League unterstützt die Forschung und stärkt das öffentliche Bewusstsein im Bereich Endometriose in den europäischen Ländern. Ziel ist es, das Bewusstsein um die Erkrankung und die Behandlung von Menschen mit Endometriose zu verbessern.

Endometriose-Vereinigung Deutschland e. V.

Bernhard-Göring-Str. 152
04277 Leipzig
Tel.: +49 341 3065 305
Tel.: +49 341 3065 304 (Termine für eine Telefonberatung)
E-Mail: info@endometriose-vereinigung.de
Website: www.endometriose-vereinigung.de
Die Selbsthilfevereinigung liefert Informationen zum Thema Endometriose und zu Unterstützungsangeboten sowie kostenlose Beratung. Hier finden Sie außerdem eine Liste mit Adressen von Fachärztinnen und -ärzten, zertifizierten Endometriosezentren in Deutschland sowie anderen Anlaufstellen.

Reha-Kliniken

www.ameos.eu/standorte/ameos-nord/ratzeburg/ameos-reha-klinikum-ratzeburg/
www.asklepios.com/bad-schwartau/
www.median-kliniken.de/de/median-klinik-schlangenbad/
www.heilbad-bad-schmiedeberg.de/start.html
www.rehakliniken-waldsee.de/ihre-reha/endometriose/

Selbsthilfegruppen

www.vulvodynie.ch
www.vaginismus-selbsthilfe.de

Endometriose Dialog e. V.

Website: www.endo-dialog.de

In diesem Netzwerk finden Betroffene ortsnahe, fachkompetente medizinische Betreuung, allumfassende Beratung, Mitmachaktionen und Veranstaltungen wie z. B. den EndoMarch.

Endo sisters

Facebook: @endosisters

Instagram: #endosisters

Plattformen zum Austausch mit anderen Endometriosebetroffenen.

FertiPROTEKT Netzwerk e. V.

Weißdornweg 17

35041 Marburg/Lahn

Tel.: 064 20 305 05 83

E-Mail: info@fertiprotekt.com

Website: www.fertiprotekt.com

Spezialisierte psychologische Unterstützung

Mareike Stiel

Alsterchaussee 3

20149 Hamburg

Tel.: 040 333 83 267

E-Mail: psychotherapie@mareikestiel.de

Website: https://mareikestiel.de/

Johanna Netzl

Luisenstraße 41

10117 Berlin-Mitte

Tel.: +49 157 338 529 66

E-Mail: kontakt@praxis-netzl.de

Website: https://www.praxis-netzl.de/

Praktische Apps

Endometriose

Die **Endometriose.app** als Begleitung durch das Leben mit Endometriose – hier finden Sie Behandlungsmethoden und Selbstmanagementstrategien sowie qualifizierte Informationen. In einem Symptomtagebuch können Beschwerden, Aktivitäten, Übungen und Behandlungen festgehalten werden (Tracking-Funktion), um den Erfolg der eigenen Therapie besser einschätzen zu können. Seit Ende 2022 ist die App in Deutschland auf Rezept verfügbar, sodass die Krankenkassen die Kosten für sie übernehmen.

Menstruationskalender

Clue ist mehr als ein Menstruationskalender. Die vielseitige Zyklus-App hilft, den Überblick über die Menstruation zu behalten und die eigene Fruchtbarkeit besser einzuschätzen. Zudem ist sie eine Begleiterin durch die Schwangerschaft.

Meditation

Die Meditations- und Achtsamkeits-App **7Mind** bietet geführte Meditationskurse und macht den Einstieg in die Mediation ganz leicht.

In der App **Relax Melodies** finden Sie Musik zum Meditieren, Entspannen und Einschlafen.

Lebensmittelunverträglichkeiten

Cara Care (Deine digitale Reizdarmtherapie)

Frag Ingrid (kostenlose App, bietet Intoleranz-Lebensmittellisten)

Histamin, Fructose & Co. (Was essen bei Histaminintoleranz?; mit Rezepten)

Bezugsquellen

OHNUT Set (Silikonpuffer für schmerzfreien Sex): www.cucabylinda.com/product/ohnut-set/

THC/CBD-Öl: www.cannigma.com/de/produkte/was-ist-rick-simpson-oel

Cannabis-Tampons: www.cbd-ecke.de/cannabis-tampons

Film

Grotjahn, Nadine; Maicher, Stefan: Endo gut, alles gut – ein Mutmachfilm über Endometriose, Bad Oeynhausen: MSK Media 2022, https://www.youtube.com/watch?v=KRyBSeML190 (abgerufen am 02.11.2022)